ABRÉGÉ

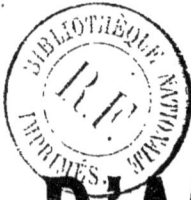

TRAITÉ PRATIQUE

D'ACCOUCHEMENT

Par Madame C. S.

SAGE-FEMME DE 1re CLASSE

(Reçue à la Faculté de Médecine de Montpellier)

Le 11 août 1863

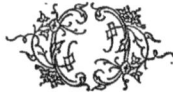

MONTPELLIER
IMPRIMERIE MONNET
4, Place de la Comédie, 4

1877

ABRÉGÉ

TRAITÉ PRATIQUE

D'ACCOUCHEMENT

PREMIÈRE PARTIE

Du corps humain. — Le corps humain présente un squelette recouvert des parties solides, les os et les parties molles ou muscles.

Le corps humain en général, ses fonctions, ses divisions. — L'ensemble du corps réuni se divise en tête, tronc, membres ou extrémités. Les membres se distinguent en supérieurs ou thoraciques, inférieurs ou pelviens. Si les membres étaient formés d'une seule pièce, ils n'auraient que très-imparfaitement rempli leurs rôles ; aussi présentent-ils des segments, articles ou divisions qui sont : l'épaule, le bras, la main et les doigts, pour les membres supérieurs ; la hanche, la cuisse, la jambe, le pied et les orteils pour les membres inférieurs.

Au point de rencontre, ces divisions ou articles peuvent se mouvoir les uns sur les autres et forment des jointures d'articulation.

Les principales articulations des membres supérieurs sont celles de l'épaule, du coude, du poignet et des doigts ; celles des inférieurs : la hanche, le genoux, le coude-pied et les orteils.

Des membres supérieurs. — Les membres supérieurs sont destinés à saisir les objets qui nous plaisent et à repousser ceux qui nous répugnent ; les inférieurs supportent le corps dans la station debout ; ils servent à la marche, à la course, au saut.

Le tronc se divise en tête, cou, poitrine, ventre ou abdomen et bassin. La tête, plus ou moins arrondie, placée à la partie supérieure du tronc, se divise en crâne et en face ; celle-ci, creusée, forme des cavités pour loger les yeux, les organes des sens, l'odorat, l'ouïe, la vue, etc.

Le crâne contient dans ses cavités le cerveau, le cervelet et ses annexes. Antérieurement caractérisé par la face, les yeux, les oreilles, le nez, la bouche, la langue qui sert à la parole, à la mastication, à la déglutition et la gustation.

Le crâne est une espèce de boîte osseuse qui, unie avec la poitrine et l'abdomen, forme une des trois grandes cavités du corps.

Le crâne est couvert chez l'adulte d'une couche de cheveux plus ou moins épaisse ; le cerveau, le cervelet et ses annexes tels que la face, le crâne, méritent une description détaillée par leurs irrégularités car l'un et l'autre doivent être bien connus de la sage-femme ou de l'accoucheur lorsqu'il s'agit de déterminer la présentation ou la position du fœtus, les rapports que la tête de l'enfant exécute au moment de l'accouchement.

Le cou est une espèce de colonne qui unit la tête avec la poitrine caractérisée antérieurement par les mamelles ; elle constitue la seconde des trois grandes cavités du corps ; elle contient le cœur et les poumons recouverts de la membrane séreuse, le péricarde pour le cœur et la plèvre pour les poumons. Au-dessous le ventre ou abdomen.

L'abdomen est la troisième des trois grandes cavités du corps ; il est séparé de la poitrine par le diaphragme. L'abdomen contient le tube digestif et ses annexes, une partie de l'appareil urinaire, l'utérus et ses annexes.

L'abdomen est complété par le bassin; à la région antérieure correspondent, chez l'homme et chez la femme, les parties externes de la génération.

Les parties internes de la génération sont: l'utérus et ses annexes, la vessie et le rectum qui sont utiles à connaître et à étudier distinctement.

Fonctions du corps humain. — Le corps humain nous indique les principales divisions et subdivisions; il est le siége de fonctions, un phénomène très-varié ; ainsi nous regardons, nous marchons, nous parlons, nous chantons, nous digérons, en un mot notre corps agit comme il lui plaît; ce sont tout autant d'actes plus ou moins indépendants les uns des autres, d'actes importants qui constituent des fonctions, appareils digestifs, appareils urinaires.

Les fonctions sont relatives à celles de l'individu et de l'espèce, elles constituent tout autant de fonctions de reproduction. L'ensemble des fonctions ne se constitue qu'imparfaitement, mais on n'en doit pas moins reconnaître leur généralité dans tous les points de rencontre qui se rattachent à la conservation de l'individu ou de l'espèce. Toutes les fonctions, sans exception, sont exécutées par des instruments et des organes associés par des membres très-variables et mis en jeu par la cause première de la volonté de la vie organique, ou par un but déterminé formant des appareils circulaire, digestif et générateur.

L'ensemble des fonctions est relatif à l'individu ou à l'espèce, constituant l'acte de la reproduction. Elles font l'étude de l'accoucheur qui n'en doit pas moins connaître leur spécialité et les fonctions qui se rattachent à la conservation de l'individu ou de l'espèce. Toutes les fonctions, sans exception, se rattachent au point de rencontre par des ligaments ou des organes qui s'associent en membres variables, et sont mis en jeu par la vie organique qui se fait par la volonté dans un sens déterminé. Les fonctions destinées à la conservation de l'individu se divisent en deux groupes, selon qu'elles ont pour but de se mettre en rapport avec ceux qui l'entourent ou qu'elles président à la sensibilité. Son développement est un phénomène de composition et de décomposition qui s'opère dans nos tissus, d'où le nom de fonctions de nutrition.

On distingue ces fonctions les unes des autres. Ainsi, les fonctions de relations sont non-seulement volontaires mais elles offrent de plus cette particularité, que nous avons toujours conscience de tout ce qui se passe autour de nous; ainsi nous ne marchons que tout autant que nous voulons, et que nous savons ce que nous faisons. Il n'en est pas ainsi des fonctions de nutrition qui sont complétement indépendantes de notre volonté; ces phénomènes sont habituellement inaperçus par nous; ainsi, nous digérons les aliments sans que nous en ayons connaissance, ni la moindre impression de ce qui se passe dans l'estomac, ni dans les intestins.

Fonctions de nutrition, de reproduction des organes qui sont à la surface du corps, qui nous font connaître les divers objets et espèces qui nous entourent. — L'œil, qui nous fait connaître les objets qui nous environnent, aimer ce qui nous plaît et détester ce qui nous répugne. Le froid, la chaleur, les désagréments, la dureté, la souplesse des corps qui nous entourent. Le nez, les odeurs; les oreilles, l'ouïe; la langue, la parole; les mains, pour saisir les objets, et les pieds pour marcher; étant tous ensemble cela leur permet d'agir suivant leur propre volonté.

Il résulte d'une aptitude toute particulière des corps vivant sous le nom de sensibilité, que tous nos organes sont sensibles à des degrés différents sous l'influence des causes diverses, c'est-à-dire qu'ils peuvent éprouver certaines impressions des organes particuliers; présidant à cette facilité, ils constituent le système nerveux dans les organes de sensibilité faisant partie de l'axe cérébro-spinal (partie centrale moelle épinière).

Système nerveux. — Le système nerveux se compose d'une partie centrale et d'une partie périphérique. Le crâne est un organe de sensibilité qui se prolonge avec la moelle épinière et loge dans le canal rachidien; leur ensemble porte le nom d'axe cérébro-spinal.

La partie périphérique du système nerveux est représentée par les nerfs de sensibilité et les nerfs moteurs. On distingue ces sortes de nerfs par des cordons cylindriques d'un blanc mat, dont les extrémités internes ou centrales se continuent avec l'axe cérébro-spinal, tandis que les extrémités chylifères vont en se distribuant, se divisent à mesure qu'elles s'éloignent de leur origine et pénètrent dans tous les organes pour leur donner la sensibilité. Cette dernière n'est pas seulement destinée, comme nous le disions ci-dessus, à nous faire connaître les corps au milieu desquels nous vivons, elle est encore nécessaire pour que chaque organe puisse se mouvoir et fonctionner sous son influence, stimuler et solliciter son activité. Les nerfs qui président sont, à cause de leur mode d'agir, appelés nerfs moteurs et sensibles.

Les nerfs de sensibilité nous font éprouver des impressions agréables ou sensitives, il était indispensable que l'homme puisse échapper à la douleur par l'esprit ou aller à la recherche des plaisirs qui lui conviennent, de se mouvoir en un mot. De là l'organisation très-complexe dont la mise en jeu nécessite des organes nombreux et dont les uns obéissent passivement à l'impulsion qui leur est inspirée des uns aux autres, tandis que les deuxièmes, secondés par la volonté, doivent leur transmettre leurs divisions et leurs exigences. Les organes chargés de cette transmission sont aussi des nerfs moteurs destinés à mettre en mouvement les parties qui y pénètrent, de là le nom de nerfs moteurs.

De tout ce qui leur a été imposé, nous ne sentons donc et nous n'écoutons des mouvements volontaires que par l'intermédiaire du système nerveux; certaines fonctions s'exécutant, avons-nous dit, sans notre volonté, sans que nous en ayons conscience. Les organes qui les exécutent sont-ils pour cela passifs de sensibilité et de mouvements? L'un et l'autre s'opèrent sous l'influence du système nerveux en particulier, appelé système nerveux de la vie organique, ou grand sympathique.

Le système nerveux est caractérisé par l'existence organique ou de petits renflements ganglionnaires, démissionnaires sur le trajet des filaments qui en forment l'ensemble, ou des sensations multipliées avec le système nerveux de la vie de relation ; mais dans l'état central, il ne lui transmet que peu de sensations appréciables.

Le système nerveux, présidant plus particulièrement aux fonctions de nutrition, offre quelques particularités, il agit à notre insu sans que nous puissions les arrêter et modifier volontairement les actes qui s'opèrent sous notre influence.

Ce qui précède ayant été bien compris, il est évident que toutes ces fonctions s'exécutent sous l'influence du système nerveux. La mise en jeu pour l'âme, principe de tout ce qui est intelligent et volontaire de la vie, l'âme, esprit immortel que le créateur a soufflé dans le premier homme.

Du corps humain recouvert des parties molles. — Si le corps humain n'était formé que des parties molles, il n'aurait qu'imparfaitement rempli son rôle, ne pourrait exécuter des mouvements, ne saurait se mouvoir ni s'étendre, ni jouir d'une grande résistance, ces mouvements seraient d'autant plus fâcheux et difficiles que le corps s'affaisserait sur lui-même et il ne saurait conserver la forme régulière qui lui est propre. La possibilité de conserver la forme, toujours la même, est de se tenir debout, d'exécuter des mouvements très-variés, qui sont dus à l'existence des parties solides, espèce de levier inflexible, qui est maintenu dans certains rapports, mis en jeu par la présence des muscles réunis tous ensemble et formant le squelette.

Les os, qui sont les parties les plus dures du corps, se complètent indépendamment les uns des autres ; se forment-ils avec beaucoup de soin pour compléter leur rôle ? se divisent-ils à tel point qu'ils forment des cavités, des espèces de colonnes nombreuses, unies entre elles par l'existence des liens qui sont formés par des languettes, des bandelettes, des capsules composées de fibres chylifères très-résistantes portant le nom de ligaments par l'existence des cartilages d'union entre les muscles et les os ; ces cartilages unissent les muscles avec les os.

Le squelette, dont les différentes pièces sont ainsi unies entre elles par des cartilages d'union, est appelé squelette naturel ; par opposition on dit que le squelette est artificiel lorsque les os mis en contact s'implantent avec les ligaments pour former des articulations avec eux ; leurs extrémités se seraient usées sous l'influence de frottements répétés auxquels ils seraient exposés.

Du Corps humain. — Des cartilages. — Pour éviter le fâcheux inconvénient qui résulterait de leurs extrémités habituelles, les os sont recouverts par des cartilages proprement dits cartilages d'incrustation. Les cartilages d'union et d'enroulement semblent plus tendres que les cartilages d'incrustation ; ils sont blancs, ils sont plus résistants, plus solides et plus tendres que les os, moins résistants, plus compactes, plus élastiques que les autres tissus.

Indépendamment des cartilages dont nous venons de parler et qui persistent toute la vie, ils conservent leurs caractères, il n'en est pas ainsi chez l'enfant pendant la vie intra-utérine ; même après sa naissance, tous les os sont cartilagineux ; ce sont des temporaires qui n'existent que chez l'enfant ; tous les os, en effet, sont cartilagineux avant d'être ossifiés, et certaines de leurs parties ne s'ossifient qu'assez tard ; il en résulte une flexibilité qui disparaît avec le temps, et quelquefois ils laissent des faiblesses tellement prononcées que l'individu ne peut pas marcher seul ni même avec des crosses, son corps est affaissé sur lui-même, il ne peut pas agir suivant ses volontés (ostéomalacie).

Lorsque des corps durs frottent les uns sur les autres, comme une roue sur son essieu par exemple, les mouvements sont d'autant plus faciles que les surfaces en contact sont recouvertes d'une matière grasse onctueuse

De la Synovie. — La synovie est une substance onctueuse qui couvre les surfaces articulaires qu'elle lubrifie ; elles est formée par la membrane séreuse appelée synoviale, qui tapisse les surfaces en contact ; ce sont des poches sans ouverture qui existent partout où des frottements habituels ont lieu facilement, elles tapissent les surfaces en contact qui peuvent ainsi glisser les unes sur les autres.

Les trois grandes cavités du corps, ainsi que les organes qu'elles contiennent, sont unies par des membres de même nature qui portent un nom particulier, elles ont le nom de séreuses, d'arachnoïde dans le crâne, de plèvre dans la poitrine, de péritoine dans l'abdomen, et synoviales dans les articulations.

En marge de toutes ces divisions et subdivisions du squelette, contituées par des os, des ligaments, des cartilages et des membranes synoviales ; le squelette est considéré dans son ensemble comme squelette naturel.

Les membres supérieurs thoraciques se divisent en épaule composée de deux os : l'omoplate et la clavicule ; le bras, formé par l'humérus ; l'avant-bras par le cubitus et le radius ; la main, par le carpe, composé de huit os ; le métacarpe, qui en a cinq, et les doigts trois articulations chacun, excepté le pouce qui n'en a que deux.

Pour les membres inférieurs : l'os des iles, pour la hanche ; le fémur, pour la cuisse ; le tibia et le péronée pour la jambe ; le pied, le tarse et le métatarse se terminent par les orteils, dont chacun a trois articulations excepté le pouce qui n'en a que deux ; les doigts comme les orteils sont formés par la position bout à bout d'os allongés appelés phalanges, phalangi, phalangettes, phalanges inguales ; le tronc du squelette, différemment couvert chez l'adulte, de plus que les autres membres de la partie corespondante du corps, est dépouillé des parties molles ; nous y trouvons la tête, le cou, la poitrine, le ventre ou abdomen et le bassin ; dans le ventre ou abdomen, il y a une cavité close ou bien limitée en arrière par une colonne mobile formée par vingt-quatre pièces osseuses appelées vertèbres, qui étant réunies entre elles forment les cavités, et se terminent à la partie postérieure du bassin. La colonne vertébrale est creusée dans toute sa longueur par un canal appelé canal rachidien qui loge la moelle épinière.

L'extrémité supérieure de la colonne vertébrale supporte la tête, et inférieurement se caractérise avec le bassin ; à sa partie moyenne, celle-ci se présente sous une case osseuse et cartilagineuse qui concourt à former en arrière, par douze vertèbres appelées dorsales, parce qu'elles correspondent au dos. De chaque côté, partent douze côtes ; en avant du sternum il y a des cartilages inter-costaux ou bien sternum-costaux, unissant le sternum aux côtes, entre la poitrine et le centre conformé par la superposition de ces vertèbres appelées cervicales et qui sont au nombre de sept.

Douze costales, et cinq lombaires placées au-dessous de la poitrine qui les unit au bassin ; la dernière forme le promontoire.

Du bassin. — Le bassin, espèce de ceinture osseuse placée à la partie inférieure du tronc, sert de point d'appui aux membres supérieurs et supporte le corps dans la position debout.

Le bassin est formé des parties solides et des parties molles. Les parties solides sont les os et les molles sont les muscles.

On étudie au bassin : le sacrum, le coccyx, l'os coxal ou os des iles ; on divise celui-ci en trois : en ilium, en ischion et en pubis.

Le sacrum est un os imper-symétrique triangulaire et courbe ; on y étudie deux faces : une face antérieure, une face postérieure et trois bords, il est placé entre les deux os des iles au-dessus du coccyx postérieurement. La face antérieure est concave et convexe en même temps : on y remarque des lignes transversales qui aboutissent à des trous et des languettes plus minces à son centre qu'à leurs extrémités.

Ils sont réunis entre eux ; on y étudie des gouttières quadrilatères qui aboutissent à des trous qui sont les trous sacrés-antérieurs, où passent les nerfs sacrés-antérieurs ; ces trous sont taillés en biseau.

Ces lignes sont la soudure des os qui existaient dans l'enfance et n'en forment plus qu'un très-solide. Dans la face postérieure, on étudie une série d'apophyses qu'on nomme crêtes sacrées ; plus latéralement on y trouve les trous sacrés postérieurs, où passent les nerfs sacrés postérieurs ; on y remarque des ruguosités où viennent s'attacher les ligaments lombo-sacrés.

En haut, supérieurement, on y trouve des apophyses qui sont les rudiments des restes de la colonne vertébrale. L'os est percé d'un trou triangulaire où passe la moelle épinière qui termine le rachis. Il se termine inférieurement par deux branches qu'on nomme cornes du sacrum.

Au bord supérieur, on y remarque une facette ovalaire taillée en biseau ; son diamètre transversal est plus étendu que son diamètre antéro-postérieur ; moins incliné en arrière, il s'articule avec la dernière vertèbre lombaire et forme le promontoire.

Sur les parties latérales, on aperçoit une surface lisse concave transversale et convexe d'avant en arrière, inclinée en avant, recouverte par les ligaments sacro-iliaques antérieurs, où se continue la fosse iliaque, passe le muscle psoas et l'aileron du sacrum.

Les bords latéraux.—Les bords latéraux se divisent en portions supérieures et inférieures. La portion supérieure est plus épaisse, elle ressemble à une feuille de lierre ou à une oreille humaine, elle est concave pour s'accommoder à la concavité de l'os des iles qui concourt à former le détroit supérieur par le rebord mousse antérieur et postérieur à la concavité sacro-vertébrale ou promontoire (articulation sacro-vertébrale.)

Le bord inférieur est mince et donne attache aux ligaments sacro-sciatiques postérieurs. Au sommet, on y étudie une facette ovalaire légèrement concave, il s'accommode avec la concavité du coccyx ; ils sont unis par des cartilages ligamenteux sacro-coccygien.

Le coccyx peut acquérir quelques centimètres par la rétrobution, il donne attache au muscle du sphincter anal et aux petits ligaments sciatiques, il l'entoure et le recouvre pour le consolider.

L'os coxal, quoique d'une forme très-irrégulière, est un os pair quadrilatère, on y étudie deux faces et quatre bords, on divise cet os en trois : en ilium, en ischion et en pubis.

L'os coxal, l'os innommé, l'os de la hanche.

C'est un os pair non symétrique, quadrilatère, d'une forme très-irrégulière et qui occupe les parties latérales et antérieures du bassin.

On y étudie deux faces et quatre bords.

L'os coxal se divise en trois: en ilium, ischion et pubis. On y étudie une face interne plus mince à son milieu et plus épaisse vers ses bords, une face externe ou fémorale; un bord supérieur, un inférieur, un antérieur et un postérieur. L'os coxal irrégulier occupe les parties latérales du bassin, forme le grand et le petit bassin.

Les os des iles sont placés sur les côtés et le sacrum en arrière; tous ensemble réunis forment le détroit supérieur. La symphyse pubienne et les ischions inférieurs forment l'excavation.

La face interne ou abdominale se divise en deux portions; une supérieure appelée fosse iliaque interne où logent les ligaments et muscles iliaques; en arrière, une facette auriculaire qui est concave, pour s'unir avec la facette auriculaire du sacrum qui s'articulent entre elles par des cartilages inter-osseux et des ligaments sacro-iliaques de la membrane synoviale du grand ligament sacro-sciatique, le petit sciatique, à l'interstice, le postérieur, le supérieur et l'inférieur consolidés par les lombaires postérieurs; tous ensemble réunis forment les symphyses sacro-iliaques, une de chaque côté: sacro-iliaque à droite et sacro-iliaque à gauche.

Face externe ou fémorale. — Elle est concave et convexe en même temps, c'est à elle où vient s'attacher le muscle grand fessier, le petit fessier et le moyen fessier, de là le nom de fosse iliaque externe. En bas et en avant, on y trouve les cavités cotyloïdes et les sourcils cotyloïdiens; cette cavité est semi-lunaire en bas, il y a une gouttière où passent les vaisseaux et les nerfs qui vont nourrir la tête du fémur, la membrane synoviale, les cartilages d'incrustation et le ligament fémoral; plus bas on trouve les trous obturateurs ou sous-pubiens triangulaires, en haut existe une gouttière où passent les nerfs et les vaisseaux obturateurs et la membrane obturatrice fibreuse qui bouche ce trou excepté à l'endroit de la gouttière; à côté viennent s'insérer plusieurs muscles.

Bord postérieur d'une forme irrégulière. — On y étudie une épine supérieure et postérieure où vient s'attacher le grand ligament sciatique, en dessous une échancrure, l'échancrure sciatique en bas et l'épine inférieure et postérieure où s'attache le petit ligament sacro-sciatique; la petite échancrure ou petit trou sciatique où se réfléchit le tendon du muscle obturateur interne, enfin la tubérosité sciatique.

Bord antérieur.— Le bord antérieur est concave et en se réunissant forme l'épine iliaque supérieure, avec la branche horizontale du pubis il forme l'épine inférieure où glisse le tendon du muscle psoas-iliaque réuni ; il est borné en dedans et en bas par l'éminence illéopectinée, et se termine enfin par la branche horizontale du pubis, l'épine du pubis, le corps du pubis, la facette du pubis et la branche descendante et ascendante du pubis, le corps de l'ischion et la tubérosité sciatique.

L'os coxal se développe par trois points d'ossification principaux : en ilium, ischion et pubis; l'ischion supporte le corps quand il est assis; ils ne se soude qu'après la naissance et quelquefois très-tard, même jusqu'à 3 ou 4 ans après, exceptionnellement.

Du coccyx.—Le coccyx est un os symétrique triangulaire qui peut se mouvoir, il prend attache avec la dernière pièce du sacrum, il est consolidé par des ligaments et des muscles, tels que les ligaments sacro-sciatiques antérieurs et les muscles ischio-coccygiens synovials. Le coccyx se développe par quatre ou cinq points d'ossification, un pour chacune de ses portions.

Articulations du bassin. — Elles sont au nombre de cinq : une pour les deux pubis en avant; deux pour les os des iles avec le sacrum en arrière; celle du coccyx avec le sacrum. Deux prennent le nom d'articulations et les trois autres le nom de symphyses.

La symphyse pubienne, où a lieu la réunion des deux facettes entre elles, des cartilages d'incrustation et de la membrane synoviale, des ligaments inter-pubiens plus épais en avant et comblant le vide qui y existe en arrière entre la réunion des deux os qui ne se joignent qu'en arrière.

Le ligament inter-pubien fibreux et dont les côtés s'insèrent à la portion rugueuse au devant de l'articulation. Elles s'entrecroisent les unes sur les autres en forme d'X, croisées en sautoir. Le ligament pubien antérieur s'insère à l'épine du pubis; il matelasse les inégalités unies au ligament supérieur.

Le ligament triangulaire ou sous-pubien offre une bosse arrondie qui complète l'arcade pubienne et lui donne une courbure irrégulière.

Les trois ligaments pubiens: antérieurs, supérieurs et sous-pubiens, ne sont qu'un épanouissement du ligament inter-osseux; en arrière existe un ligament mince doublé par la membrane synoviale.

Symphyse sacro-iliaque.—Cette articulation est formée par la facette auriculaire du sacrum avec l'os des iles et les ailerons du sacrum. Ils sont encroûtés d'un cartilage diarthrodial qui se moule exactement sur les irrégularités qu'elles présentent. Ces cartilages sont recouverts de la membrane synoviale qui est lubréfiée elle-même par une synovie abondante, visqueuse et transparente.

Maintenues par les ligaments, le ligament sacro-sciatique postérieur à la partie postérieure et inférieure du bassin, va s'implanter à la tubérosité sciatique; ses fibres sont disposées de manière à se croiser.

Le petit ligament sacro-sciatique est plus petit, ces deux ligaments séparent les trous sciatiques et concourent à unir le sacrum à l'os iliaque et aux parois du bassin.

Le ligament sacro-iliaque postérieur s'unit d'une manière presque intime avec le sacrum et les os coxaux.

Le ligament sacro-iliaque antérieur s'étend du sacrum à l'os coxal, c'est un périoste pelvien.

Le ligament sacro-iliaque s'étend du sacrum à l'os coxal, va s'implanter au-dessous du troisième trou sacré au tubercule du bord du sacrum, et en arrière au grand ligament sacro-sciatique.

Symphyse sacro-coccygienne.—Cette articulation est due à la jonction du coccyx avec la cinquième pièce du sacrum ou vertèbre lombaire; c'est une véritable amphiarthrose, comme toutes les articulations vertébrales, la facette ovale du sacrum avec la facette lombaire forment le promontoire, de là le ligament sacro-coccygien en un petit nombre de fibres qui de la partie antérieure du sacrum arrivent au coccyx.

Le ligament sacro-coccygien est triangulaire, aplati, sert à compléter en arrière le canal sacré. Les moyens d'union sont des fibres ; ces fibres sont cartilagineux, beaucoup plus épais en avant qu'en arrière, enfin le ligament sacro-vertébral et la membrane sous-pubienne. La membrane sous-pubienne se compose de faisceaux aponévrotiques nacrés qui s'entre-croisent dans toutes sortes de directions.

Du bassin en général. — Le bassin est une ceinture osseuse située en bas du tronc, et au-dessus des membres inférieurs qui lui servent de point d'appui ; il contient dans sa cavité les réservoirs urinaires, la vessie et le rectum, l'utérus et ses annexes, organes de la reproduction.

On divise le bassin en grand et en petit, en une surface interne et en une externe, une antérieure et une inférieure.

On a comparé le grand bassin à un plat à barbe (Vésale), le grand bassin supérieur ou abdominal qui contient la masse intestinale.

Le petit bassin ou excavation pelvienne contient les organes génitaux internes : la vessie, l'utérus et ses annexes, et le rectum.

Le grand bassin contient la masse intestinale ; en avant, il est recouvert par les parois antérieures de l'abdomen ; en arrière par la colonne vertébrale et latéralement par les os des iles.

Les parois de l'abdomen sont formées par des muscles du tissu cellulaire et la peau (membrane séreuse en dedans ou tablier des intestins épiploons.) Les muscles droits et au milieu le muscle pyramidal et les obliques ; le grand oblique va s'attacher à la lèvre externe de l'os des iles ; le petit oblique à l'interstice et le transverse à la lèvre interne ; en avant et en arrière, il existe un carré des lombes de chaque côté ; les muscles couturiers prennent attache à l'épine antérieure de l'os des iles, à l'épine du pubis qui s'étend au-dessus, et à l'échancrure crurale où passent le ligament de poupart et le petit psoas.

Le petit psoas va s'attacher au petit trocanter et le gros psoas au grand trocanter, ils sont consolidés par les muscles capsulaires et consolident aussi les os fémurs dans les cavités cotyloïdes postérieures. Les fosses iliaques internes sont recouvertes par les muscles iliaques.

Petit bassin. — Le petit bassin est formé par le rebord mousse du détroit supérieur que forme l'aileron du sacrum, le rebord mousse de l'os des iles et la branche horizontale du pubis; la symphyse du pubis. en avant, en arrière le sacrum, en bas les ischions, les trous sciatiques et sous-pelviens.

Différences des bassins — Ils offrent plusieurs variétés : le bassin peut être grand, vicié et très-petit. Il peut être vicié dans le détroit sacro-pubien par une saillie très-prononcée de l'angle sacro-vertébral; il peut être vicié dans le détroit antéro-postérieur en 8 de chiffre; il peut être vicié dans le diamètre antéro-postérieur et les obliques représentant le bassin d'homme; enfin le bassin vicié oblique ovalaire.

Des diamètres du bassin. — On étudie au bassin des lignes fictives que l'on a désignées en plusieurs sortes de diamètre, au nombre de douze : Un antéro-postérieur ou sacro-pubien, qui mesure de 11 c. à 11 c. 1[2 ; un transverse, qui part du milieu du rebord mousse et qui se termine à la fosse iliaque; d'un côté au côté opposé il mesure 13 à 13 c. 1[2.

Les diamètres obliques. — Le droit part de la symphyse sacro-iliaque antérieure, à l'éminence ilio-pectinée d'un côté au côté opposé ; il en existe un de chaque côté; ils mesurent tous douze centimètres. La circonférence de ce détroit est à peu près de 35 à 43 centimètres.

L'excavation ou détroit inférieur. — On y étudie des lignes fictives, des diamètres. Le diamètre, qui part du coccyx à l'arcade pubienne, mesure 11 c. et peut acquérir un centimètre de plus (antéro-postérieur). Un bi-sciatique, qui s'étend d'une des tubérosités de l'ischion à l'autre, a 11 c. ; c'est le diamètre transversal.

Les obliques. — Le droit s'étend du point de jonction de la branche ascendante de l'ischion et descendante du pubis au milieu du grand ligament sacro-sciatique et a 11 c. Il peut acquérir un centimètre de plus à cause de l'élasticité des ligaments; il en existe un de chaque côté.

Les diamètres de l'excavation. — Un antéro-postérieur qui part de la deuxième pièce du sacrum à la partie moyenne du pubis; il a 12 c. Un transversal, qui part du milieu de la cavité cotyloïde d'un côté au côté opposé; il mesure 12 c. Deux obliques : le premier part du milieu du tronc sous-pubien aux trous sciatiques; ils ont tous 12 c.; il en existe un de chaque côté. De ces sortes de diamètres, au nombre de 12, il y en a quatre pour le détroit supérieur, quatre pour l'excavation et quatre pour le détroit inférieur. Il existe autant de plans qu'il y a de sortes de diamètre, dont un plan pour le détroit supérieur, l'excavation et le détroit inférieur.

L'axe du détroit supérieur part de l'ombilic de la femme grosse à terme et se termine à l'avant-dernière pièce du sacrum.

Celui de l'excavation part du milieu du détroit supérieur et se termine à la pointe du coccyx ou au milieu du périnée, suivant la position de la femme.

L'axe total du bassin part du milieu du sacrum, suit la courbure du vagin et se perd au milieu de la vulve.

Le bassin, avons-nous dit, est une ceinture osseuse creusée d'une cavité qui doit donner passage à l'enfant pendant l'accouchement, recouvert par les parties molles chez le sujet frais. (Femme adulte.)

Le Périnée. — Le plancher périnéal est formé par des muscles: le muscle releveur de l'anus, le muscle constricteur du vagin, le muscle sphincter de l'anus, le transverse du périnée, l'ischio-caverneux sacro-coccygien, ischio-coccygiens, obturateur interne et l'artère honteux interne, les pyramidaux, les vaisseaux, les nerfs et muscles honteux internes, beaucoup de tissus cellulaires, l'aponévrose inter-musculaire. Il y a trois sortes d'aponévroses : une superficielle, une moyenne et une profonde où rampent les vaisseaux et les nerfs du vagin; le périnée mesure dans l'état ordinaire de 4 à 7 c.; pendant l'accouchement il peut en acquérir jusqu'à 12 et 15; les muscles aponévrotiques sont quelquefois si graisseux qu'ils nécessitent l'intervention de l'art.

Du squelette recouvert des parties molles.—Le squelette ainsi cons-titué ne saurait se mouvoir si les diverses pièces qui le composent étaient dépourvues de toute activité propre, il faudrait dès-lors que les orga-nes susceptibles de se contracter, de se rapprocher de leurs extrémités, en entraînant à leur suite les os sur lesquels ils étaient fixés, puissent les déplacer en leur imprimant des mouvements pour les maintenir immo-biles dans certaines positions déterminées; des fibres ou filaments rou-ges où le chyle mou est contractile, disposé en forme de faisceau, et d'une étendue très-variée. Ces faisceaux portent plus particulière-ment le nom de muscles; ils se composent d'une partie active, charnue et contractile, de fibres et de tendons qui les terminent; ceux-ci se composent de fibres blanches très-résistantes, de même nature que celles des ligaments qui sont placés entre les fibres charnues et les os.

Les muscles sont rouges charnus et les fibres sont blanches, prennent attache aux os ainsi que les tendons; elles sont très-résistantes.

Les muscles ne sont pas seulement destinés à nourrir les diverses pièces auxquelles ils concourent à former et compléter certaines ca-vités, telles que la tête, la poitrine, l'abdomen et le bassin. Les muscles de l'abdomen doivent fixer notre attention, parce qu'ils concourent acti-vement à la parturition, tels que le diaphragme, les grands et les petits obliques, les transverses et les droits abdominaux; en un mot tous les muscles du bassin et de l'excavation du périnée et du vagin, tels que les releveurs de l'anus, l'ischio-coccygien, les transverses du périnée, le sphincter de l'anus et le constricteur du vagin.

Fonctions de nutrition.— Le corps de l'homme augmente de volume pendant une assez longue période de son existence, et lorsqu'il acquiert son complet développement, il continue à être le siége d'un travail de composition et de décomposition d'où il se nourrit, et tel que toutes ses parties sont maintenues dans un état déterminé ; il augmente de volume et de composition, en harmonie avec la santé.

L'ensemble des fonctions qui président à ces divers phénomènes porte le nom de fonctions de nutrition.

Les fonctions de nutrition embrassent un grand nombre d'actes plus ou moins complexes, qui président à des appareils très-variés. Le premier de ces actes est celui en vertu duquel nous prenons les aliments pour les introduire dans l'estomac où ils sont modifiés au point de se transformer en une pâte grisâtre et un liquide capables de fournir des éléments à tous ces organes. Les éléments propres à réparer les pertes qu'ils éprouvent s'accommodent à un résidu qui doit être porté au dehors, sous forme de matière stercorale.

Cette première opération, c'est la digestion, qui a lieu dans l'appareil digestif ; celui-ci commence à la bouche, parcourt toute la masse intestinale et se termine à l'anus et au méat urinaire, par la vessie et le rectum. On le divise en portions sus-diaphragmatique et sous-diaphragmatique ; la première comprend la bouche, l'arrière-bouche, l'isthme du gosier, le pharynx et les œsophages.

La seconde se compose de l'estomac et des intestins : on y distingue les intestins grêles et les gros intestins. Les premiers sont le duodénum, le jéjunum et l'iléon ; les seconds sont le sœcum, le côlon et le rectum, logés dans la cavité abdominale ; les intestins sont fixés par des replis du péritoine qu'on appelle mésentères ; à la partie postérieure de cette cavité, ils sont unis entre eux ainsi que leurs annexes. Le foie et la rate sont recouverts par d'autres replis du péritoine appelés épiploons ; dans la plupart des divisions et subdivisions de l'appareil digestifs se passent des actes qui ont pour but de modifier les aliments ainsi introduits dans la bouche. Ils sont broyés à l'aide des dents, imbibés et saboulés, réduits par la mastication et la salivation en état de masse plus ou moins molle ; ils sont ramassés par la langue et poussés par elle à travers l'isthme du gosier ; ils arrivent dans l'isthme du gosier, dans l'arrière-gorge ou pharynx. Ce passage constitue la déglutition ; le pharynx, ce bol alimentaire, passe dans les œsophages et arrive ainsi dans l'estomac.

Il y a des plans charnus plissés dans l'épaisseur de ses parois ; celles du pharynx et des œsophages rendent ce passage libre et très-facile. Dans l'estomac les substances alimentaires, solides ou liquides, sont soumises à l'action d'un liquide appelé suc gastrique, qui le convertit en une pâte grise, molle, parfaitement homogène, appelée chyme ; dans l'estomac, le chyme passe à travers une ouverture étroite, appelée pylore, dans l'intestin duodénum où il se mêle à la bile fournie par le foie et le suc pancréatif, consécutivement à ces mélanges, un liquide blanchâtre appelé chyme qui sépare les parties grossières qui doivent former les excréments, tandis que ceux-ci obéissent aux contractions des fibres charnues qui entrent dans la composition du tube digestif, parcourent toute l'étendue de l'intestin pour s'accumuler dans le gros intestin et en être expulsé plus tard par la contraction. Le chyle est blanc et absorbé par des vaisseaux chylifères très-déliés qui rampent dans l'épaisseur de la membrane interne ou muqueuse de l'intestin.

Les vaisseaux qui recueillent ainsi le produit de la digestion constituent l'absorption. La surface intestinale n'est pas le seul point du corps ou l'absorption ait lieu, ainsi la peau absorbe les substances préliminées, paraissant à sa surface, c'est constamment que ce phénomène se produit dans nos tissus ; cette opération, n'importe le point où elle s'effectue, est confiée plus particulièrement à des petits vaisseaux appelés vaisseaux absorbants ; on leur donne le nom de lymphatiques ; ceux qui partent du point de la muqueuse intestinale, prennent le nom de chylifères. Les vaissseaux nés dans l'épaisseur des parois intestinales, parcourent toute l'étendue de l'intestin et du mésentère, traversent de nombreux ganglions lymphatiques et se rendent aux canaux thoraciques qui reçoivent aussi la plupart des lymphatiques. Le canal thoracique parcourt toute l'étendue de la poitrine, de bas en haut, et se termine à son tour dans la veine sous-clavière gauche ; par cette disposition, le chyle va se mêler au sang qui sert à nourrir tous les organes qui sont contenus dans le corps humain.

Du sang. — Le sang où se mêle le chyle qui pénètre dans le canal thoracique arrive dans la veine sous-clavière gauche, de là le sang noir et veineux qui a déjà servi à la nutrition a perdu conséquemment une partie de la substance nutritive et a besoin d'autres éléments. L'arrivée du chyle élabore de nouveaux matériaux, mais quoique ceux-ci puissent remplir leur rôle d'une manière complète, que le sang possède, ils sont associés à remplir des conditions voulues pour que la nutrition ait lieu. Il faut que le liquide contenu dans la veine sous-clavière gauche, comme dans toutes les autres veines, soit débarrassé de certains principes et en reçoive d'autres; ce qui se passe dans le poumon où le sang noir est veineux, et mis en contact avec l'air que nous respirons.

L'acte en vertu duquel les sangs viennent à la rencontre l'un de l'autre constitue la respiration; le second s'opère en deux temps : dans le premier, il y a dilatation de la poitrine, arrivée du sang noir et de l'air dans les poumons; c'est ce qu'on appelle la respiration. En inspiration est l'expiratoire, le sang qui se mêle va pénétrer dans les poumons agissant l'un sur l'autre, le sang devient rouge de noir qu'il était et s'est transformé en gaz acide-carbonique; cette double opération constitue l'hématose. Le sang une fois régénéré dans les poumons arrive au cœur d'où il est porté dans toute les parties du corps, afin de leur fournir les éléments qui lui sont propre, (l'économie). Cette mission remplie, il revient de nouveau au cœur pour repasser dans les poumons et y subir une nouvelle élaboration : le transport du sang du cœur dans les poumons et dans tous les autres organes; au retour de ces diverses parties il revient au cœur et constitue la circulation.

Du cœur. — La circulation part d'un point du cœur pour y revenir; le liquide parcourt évidemment un cercle, les organes qui servent à la circulation du sang forment une cavité musculaire conoïde de la grosseur du poing de l'individu qui le porte. Le cœur est la partie centrale de la circulation, d'où naissent les vaisseaux artériels; l'aorte et les vaisseaux veineux qui s'y rendent, tels que les veines pulmonaires, la veine cave-supérieure et l'inférieure qui forment la partie périphérique. Le cœur, placé librement dans la cavité thoracique, est formé par le péricarde. Le péricarde est un organe creux, musculaire, capable de se contracter, c'est-à-dire de se resserrer et de se dilater ; le premier mouvement de contractation est appelé sistole et le second diastole, l'un et l'autre commencent avec la vie et ne cessent qu'à la mort ; ils sont indépendants de notre volonté.

Le cœur est creusé de quatre cavités : deux oreillettes et deux ventricules ; les deux oreillettes reçoivent le sang qui vient des organes, versé par les veines, soit par la veine cave-inférieure ou la supérieure, toutes portent le sang impropre à là nutrition pour être versé dans le ventricule droit et de là être pris par les veines pulmonaires pour y subir une certaine élaboration à travers les poumons et puis être repris par l'artère aorte. Les vaisseaux qui portent le sang vers le cœur sont appelés veines, quelle que soit la couleur du liquide qu'ils contiennent ; ceux qui partent du cœur, qui vont vers les organes, sont des artères ; quelle que soit aussi la couleur du liquide qui les distend. Le sang qui a servi à la nutrition est repris par des radicules (petits vaisseaux) qui naissent de nos tissus, arrivent jusque dans la veine cave-supérieure et dans l'inférieure et de là dans l'oreillette droite du cœur. Celle-ci, en se contractant, le fait passer dans le ventricule droit du cœur par un orifice appelé auriculo-ventriculaire, d'où naît l'artère pulmonaire par le moyen de laquelle le liquide pénètre dans les poumons. Le sang, de noir qu'il était, devient rouge grâce à sa rencontre avec l'air qui y a pénétré ; il s'y modifie et devient rouge ; il est pris par les veines pulmonaires et versé dans l'oreillette gauche ; celle-ci se contracte à son tour pour y chasser le sang dans le ventricule gauche, d'où il est pris par l'aorte ; de là les divisions et subdivisions lui permettant de pénétrer vers les extrémités des tissus. C'est alors que certaines particularités sont destinées à remplacer celles qui ont fait leur temps et doivent être éliminées ; ce double travail de composition et de décomposition constitue la nutrition.

De la circulation. —Il y a dans l'espèce humaine deux sortes de circulations ; une grande et une petite. La petite circulation a lieu dans les poumons et la grande dans tous les tissus et dans toutes les parties du corps de l'économie; l'une et l'autre ont le cœur pour centre; l'artère pulmonaire naît du ventricule droit ; la petite circulation a son point de départ dans l'artère pulmonaire étant les intermédiaires obligés entre le ventricule droit du cœur et les cavitées auriculaires gauches. La grande circulation a son point de départ dans le ventricule gauche et sa fin dans l'oreillette droite. Les veines qui naissent du ventricule gauche sont l'aorte, ses divisions et subdivisions.

Les veines cave-inférieure et supérieure naissent des ramifications des vaisseaux capillaires artériels ; de là naissent les veines, et elles vont, en se réunissant, former la grande veine de n'importe quel membre : soit des membres inférieurs ou des membres supérieurs ; toutes ces veines vont se perdre dans la veine cave-inférieure et dans la supérieure. Au point de rencontre des ramifications veineuses capillaires des artères cessent dans les articulations. Les phénomènes importants sont ceux de l'hématose pour la petite circulation ; ceux de la grande circulation, grâce au liquide nourricier ou sécrétion pour la nutrition, traverse nos tissus et se mettent en rapport avec toutes les parties de l'économie, toutes y puisent leurs éléments de nutrition ; les poumons facilitent les charges de certains principes de régénération en quelque sorte; ses propriétés sont plus actives malgré cette nouvelle élaboration. Le sang n'en contient pas moins certaines matières qut doivent être éliminées; cette fonction de départ est destinée à relever certains principes, dont l'accumulation ne serait point sans dangers et connus sous le nom de sécrétions, elle est confiée à des organes très-variables dans leur forme, leur volume, leur composition et la nature des produits qui doivent fabriquer ces organes, appelées glandes ; la nature a cela de commun qu'elle extrait du sang qui fait croître et naître certains principes spéciaux qui l'unissant à une certaine quantité d'eau, forment les diverses sécrétions telles que la salivation, l'urine, le lait et le sang ; le sang est dans les artères et les veines, le lait dans les vaisseaux galactophores, glande mammaire, l'urine, les reins ; son réservoir c'est la vessie.

Fonctions de secrétions. — Produits. — Les unes sont de véritables excréments, comme l'urine, par exemple, qui est sécrétée par les reins puis déposée dans la vessie, ensuite chassée au dehors après s'y être accumulée depuis un certain laps de temps. D'autres peuvent être encore utiles et jouer un rôle plus ou moins important dans leurs réalisations de certains actes ; ainsi la salive, le suc gastrique, le suc pancréatif intérieurement, intervient dans la digestion, la bile concourt aussi à la digestion ; le sperme liquide fécondant. L'ovule, produit fécondant, avec les sécrétions de l'ovaire, constitue les deux éléments nécessaires à la reproduction ; le lait, produit par les mamelles, est la nourriture des nouveaux-nés. Des généralités qui précèdent, il résulte que le corps humain a été formé d'un grand nombre de parties très-différentes les unes des autres, par leur consistance et leurs divisions, tant en solides qu'en liquides. Les parties solides, très-différentes par leurs formes, leurs dimensions, leurs couleurs et surtout le rôle auquel elles sont destinées. Ce sont les os, les ligaments, les cartilages, les membranes muqueuses, les séreuses, les vaisseaux, les glandes, la peau, les tissus cellulaires qui servent de moyen d'union à tous les organes ; de sorte qu'il n'y ait point de vide entre eux. Les liquides sont : le chyle, le sang, la lymphe, la bile, le suc pancréatif, l'urine, les mucosités, le lait, la salive, les larmes, etc.

Ainsi constitué par des organes et des liquides qui lui pénètrent de toutes parts, le corps humain est limité par la peau, celle-ci se contracte au niveau des ouvertures naturelles avec la muqueuse ainsi appelée à cause du liquide ou mucus dont elles sont humectées en humectant les parties qui touchent continuellement leurs surfaces. A la peau, se placent celles de la tête par deux petits corps granuleux appelés follicules ; les follicules ou glandes sébassées sécrètent une matière grasse onctueuse, propre à entretenir la souplesse de la peau et l'empêche d'y adhérer avec facilité ; pour un appareil propre à la sécrétion de la sueur ou à d'autres destinées, à la sécrétion de la matière colorante ou pigmentum ; le tout est logé dans l'épaisseur d'une sorte de tissu appelé derme qui traverse un grand nombre de filets nerveux et vasculaires formant des corps capillaires et vasculaires ; le tout est recouvert de l'épiderme, c'est à-dire vernis.

De la circulation en général. — Le cœur est l'organe central de la circulation, il diffère chez le fœtus de celui de l'adulte. Chez le fœtus, les deux oreillettes communiquent ensemble par le trou de Botal, et la régénération du sang se fait au placenta. Le cœur présente quelques cavités dont deux oreillettes et deux ventricules; deux supérieures appelées oreillettes et deux inférieures appelées ventricules. L'oreillette droite communique avec son ventricule situé au-dessous d'elle. Les cavités supérieures, ainsi que les inférieures, communiquent ensemble par l'orifice auriculo-ventriculaire, munis d'une valvule chacun ; celle du côté droit du cœur porte le nom de tricuspide, à cause des trois replis membraneux dont elle est formée par celle qui bouche l'orifice auriculo-ventriculaire gauche; elle forme seulement deux replis membraneux et prend le nom de mitrale.

Les veines qui s'abouchent dans les oreillettes ont à leurs extrémités deux valvules ; les valvules portent aussi le nom d'artères ; l'artère pulmonaire part du ventricule droit; l'artère aorte part du ventricule gauche ; chacune d'elle est munie d'une valvule qui forme comme un nid de pigeon; chacune en forme trois; elle sont appelées symoïdes; l'usage de ces valvules est d'empêcher le retour du sang des artères dans le cœur; il en existe une pour chaque cavité, de l'une des cavités dans l'autre ; chez le fœtus, les cavités auriculaires communiquent entre elles par le trou de Botal. Cette disposition donne issue à la vie fœtale, de sorte que le sang qui arrive dans l'oreillette droite du cœur arrive aussi dans la gauche par une ouverture appelée trou de Botal ; cette disposition a lieu où le sang est hématosé ; il en résulte aussi une particularité dans le trajet du sang, comme chez l'adulte. Il y a dans le fœtus une grande et une petite circulation : la circulation pulmonaire, et une troisième qui se fait par le cordon ombilical du fœtus au placenta et du placenta au fœtus.

La circulation pulmonaire chez le fœtus est peu importante parce qu'il y a au poumon une petite quantité de sang qui lui arrive pour son développement et non pour l'hématose, elle se fait par l'artère pulmonaire jusqu'aux poumons et du poumon au cœur par les veines pulmonaires ; les vaisseaux artériels s'étendent de l'artère pulmonaire jusqu'à l'aorte pour y porter une partie du sang qui vient du ventricule droit ; de là le nom de canal artériel ; et se transforme après la naissance en cordons fibreux. La grande circulation part du cœur par l'artère aorte qui naît du ventricule gauche à la partie supérieure, remonte dans le thorax, forme sa crosse et fournit les principaux troncs qui vont à la tête, aux membres supérieurs et reçoit le canal artériel qui vient de l'artère pulmonaire ; elle se rencontre dans d'autres branches qui, comme chez l'adulte, viennent de divers organes, tels que de la poitrine, descend dans l'abdomen, passe dans l'anneau gauche du diaphragme ; au-dessous de ce muscle, elle donne naissance à plusieurs branches et du tronc siliaque arrive au niveau de l'avant-dernière vertèbre et se divise en formant les iliaques primitives qui à leur tour se divisent sur les symphyses sacro-iliaques : (Iliaques internes et iliaques externes.)

Les premières sont logées dans le détroit supérieur et passent par l'arcade crurale, se portent aux membres inférieurs chez le fœtus comme chez l'adulte à mesure qu'elles suivent le trajet des os ; arrivant au fémur, elles prennent le nom d'artère fémorale, pour la jambe tibiale et péronéale ; au pied elle prend le nom de chaque phalange, etc. Aux extrémités capillaires, au point de réunion des vaisseaux, se forment les veines qui, à mesure qu'elles remontent, grossissent et arrivent aux iliaques, contournent et arrivent à l'anneau ombilical.

Les iliaques internes arrivent dans l'excavation pour nourrir les organes qui y sont contenus, les branches qui se prolongent arrivent sur les parties latérales de la vessie, suivent tous les ligaments et montent jusqu'à l'anneau ombilical, où commence la circulation externe qui suit le cordon ombilical et se continue jusqu'au placenta. Dans l'épaisseur du placenta, naissent les veines par des ramifications nombreuses qui suivent le même trajet des artères, mais en sens inverse, rentrent au cœur après avoir reçu dans le placenta le sang hématosé, et nous présentent des dispositions particulières. Un seul être résulte de toutes les ramifications veineuses : la veine ombilicale se rend dans le foie où elle se divise en deux ; une branche reste dans cet organe et une en sort sous le nom de canal veineux. Elle va se porter dans la veine cave-inférieure et arrive ainsi dans l'oreillette droite du cœur; l'autre partie sert à nourrir le foie.

Le cœur présente la cloison inter-auriculaire, intra-utérine appelée trou de Botal, qui fait communiquer les deux oreillettes pendant la vie fœtale et se forme après la naissance en canal veineux; le canal artériel s'atrophie ainsi que les artères ombilicales, organe qu'on retrouve dans un état fibreux, ligament de l'ouraque ou ligament sus-penseur de la vessie.

La respiration, non établie après la naissance, laisse persister ces organes, quelquefois l'enfant est d'une couleur violacée-noirâtre, causée par la persistance du trou de Botal et quelquefois peut donner naissance aux tétanos des nouveaux-nés; ceux-ci se déclarent du troisième au septième jour de la naissance habituellement; la respiration est gênée à un tel point que l'enfant cesse de respirer et tombe dans des convulsions, ses muscles se raidissent et se contractent en sens inverse, sur la peau se forment des plaques comme des coups ; le traitement n'est que des calmants, frictions huileuses laudanisées avec éther, musq, frictions répétées et potion selon la formule de l'auteur, sirop d'éther, décoction d'anis, eau de fleurs d'oranger; une cueillerée à café chaque heure; il peut réussir une fois sur trois que les calmants aboutissent à arrêter la maladie.

De la respiration.—La respiration, très-complexe dans l'état, tient le premier rang parmi les fonctions humaines et utiles à la respiration et à la circulation ; il s'établit entre elles des relations telles qu'elles déterminent des troubles dans la vie. C'est par la respiration que le sang artériel est veineux et régénéré ; l'appareil respiratoire et circulaire comprend les fosses nasales, la trachée-artère, le larynx, et est constitué par quatre cartilages. Les cartilages thyréoïdes et thycoïdes, et deux arachnoïdiens, ces pièces cartilagineuses lui donnent une attache qui les font mouvoir ; il y a le muscle thycoïde-arachnoïdien, à la partie interne une membrane muqueuse différant dans chacun des points supérieurs ; elle est rouge et devient presque grisâtre ; elle s'attache au niveau de la langue et forme deux replis ; ce sont les replis muqueux dans la glotte, ils sont appelés replis-muqueux, thorax-arachnoïdiens, qui font mouvoir les cordes vocales ; dans ces muscles sont les vaisseaux et les nerfs des artères pharyngiens, thycoïdiens ; les nerfs vocals viennent de deux sources, sont appelés nerfs reculants ; la muqueuse se continue dans la trachée-artère qui est située au-dessous du larynx ; dans le larynx, deux v ntricules que l'on pourrait comparer à un bonnet fringant ; uni avec d'autres muscles appelés thycoïdiens.

Muscles, nerfs et bronches qui font mouvoir les cordes vocales. -- Dans ces muscles sont des vaisseaux et des nerfs des artères pharyngiens, thycoïdiens ; les nerfs viennent de deux sources et sont appelés reculants. La muqueuse se continue dans la trachée-artère qui est située au-dessous du larynx ; elle s'étend depuis le cartilage thyréoïde jusqu'au tiers supérieur du sternum et se divise en ce point en deux bronches. On appelle bronches les rameaux cartilagineux qui les constituent ; ils sont complexes à la partie postérieure, tous épais de deux à trois lignes, et en rapport avec la partie postérieure des œsophages, conduit alimentaire qui ne doit pas être gêné lors du passage des aliments ; cette disposition des canaux cartilagineux explique comment les oiseaux peuvent trouver le grain et l'avaler si rapidement, consécutivement il y a quatre muscles, deux sur la ligne médiane à la partie inférieure du gros vaisseau veineux appelé vaisseau jugulaire ; dans la trachéotomie, celui-ci peut, par sa faiblesse, rendre difficile l'absorption des aliments.

Des bronches. — La trachée-artère pend dans la poitrine, se divise en deux bronches, et donne naissance à d'autres bronches qui peuvent se diviser, toujours d'avant en arrière, deux par deux; la bronche droite est plus courte et plus large que la gauche.

Dans le poumon, qui est successivement altéré, elles se divisent en deux; elles ont des rapports avec l'aorte à gauche, à droite avec le zigzag, l'artère pulmonaire et les divisions de cette artère, et en arrière avec la colonne vertébrale et les veines pulmonaires. Les bronches se déterminent par des renflements et forment des globules, ou cellules, sous forme de vésicules; c'est à travers ces cellules bronchiques que l'air agit sur le sang par endosmose et constitue l'hématose. Le poumon est placé de chaque côté du cœur, au devant de la colonne vertébrale et du thorax, en forme pyramidale, dont la base est en bas et repose sur le diaphragme et le sommet qui est arrondi.

Les poumons sont placés dans la poitrine et enveloppés d'une membrane séreuse appelée plèvre, elles est en forme de grains et offre deux faces parfaitement séparées les unes des autres. Le poumon en état sain est d'une couleur rougeâtre et de matière noire, il se continue dans son tissu inter-cellulaire; sa consistance est molle, non facile à déchirer, et change d'aspect dans certaines maladies. L'oxygène et l'infusoire donnent au poumon la consistance du duvet dans une toile du tissu pulmonaire; ceci dépend de la congestion dans le cas de pneumonie; le poumon offre ce qu'on appelle hépatisation; dans ces cas, une partie des tissus pulmonaires tombe dans l'eau et y surnage. Le sang, au lieu d'être rose, se change en eau.

Les plèvres représentent deux feuillets appelés viscères intercostaux, ils se réfléchissent au niveau des racines du poumon, laissant en avant et en arrière un espace appelé médiastin antérieur et postérieur, en arrière sont les œsophages. Dans le médiastin antérieur est le cœur qui, par l'action des muscles du cou et une dépression sur le devant du larynx, pénètre dans la trachée-artère; la cavité thoracique se dilate parce que l'embouchure du diaphragme s'efface pendant la respiration et que les côtes s'éloignant laissent pénétrer l'air dans les poumons;

seulement l'air pénètre et se répand dans toutes les parties. C'est l'oxy gène qui transforme le sang ; il est composé d'azote et d'oxygène à des degrés limités de 19 à 21 ; dans ce cas, l'oxygène est suffisant.

De l'oxygène. — Les oiseaux respirent, il vivent dans l'air, de même qu'ils aspirent leurs ailes dans les airs. L'aigle respire comme le têtard, les poissons respirent dans l'eau ; ils y vivent et ils viennent à la surface prendre l'air qui leur est nécessaire ; il faut qu'au bout d'un certain temps l'air soit renouvelé ; les végétaux, qui respirent l'azote la nuit, rendent l'oxygène, il est absorbé ou carbonisé et impropre à laisser des végétaux ; les ruminants dans les remparts ou apparts ; l'homme a besoin à peu près de cinq à six cents de pareurs dans la manœuvre des articles très-complexes (voir parenchyme et pnéo-métrie).

Du tube digestif et ses annexes. — Dans tous les appareils, il y en a un surtout, l'appareil digestif, qui tient le plus de place dans le corps ; il présente et renferme dans son étendue : 1° la bouche et la langue ; 2° l'estomac ; car les substances qui y sont contenues sont à peu près les mêmes dans toute son étendue. La texture est une tunique musculaire élastique tapissée à l'intérieur d'une muqueuse ; une couche de fibres longitudinales constitue une partie de sa tunique musculaire, puis une autre couche de fibres circulaires qui servent à broyer les aliments ; une partie du tube digestif est entourée d'une membrane séreuse excepté à la partie supérieure céphalique ou bucale, laisse la trace au tissu cellulaire, donne un point d'appui à ce tissu, et permet le mouvement du tube digestif dans les points où il n'y a pas de séreuse.

Les lèvres forment l'ouverture, la cavité bucale la langue, le pharynx les œsophages, l'estomac, les intestins qui composent ce grand appareil dans son étendue. Les glandes sus-linguales, dans la bouche les glandes salivaires ; les trois principales sont : les parotides sous-maxillaires, les glandes sous-linguales et les glandes sus-linguales ; chacunes de ces

glandes ont des conduits et prennent le nom de l'auteur qui les a découvertes ; dans le gosier sont les glandes mucipares qui existent dans
les œsophages, dans l'estomac il y a les glandes gastriques ; plus bas
les glandes pancréatives ; le foie, qui sécréte la bile qui vient se verser
dans le duodénum par le canal codédoc où va la bile ; il y a la glande
sanguine ou rate qui est nécessaire à la digestion et aide à cette grande
fonction. Dans les intestins, une foule de glandes de différents noms ;
d'autres agglomérées appelées glandes de Pager, découvertes par
Pager, qui s'enflamment dans la fièvre typhoïde ; d'autres glandes sébassées solitaires qui sont altérées dans le choléra; elles fournissent des
mucosités d'une abondance différente et constituent la diarrhée, aussi
donne-t-on des astringents, du laudanum, de l'opium, mais habituellement des absorbants tels que le bismuth et l'amidon en lavement, la
tisane de graine de lin, la guimauve, le riz, etc.

Les viscères sont les deux voiles membraneux qui s'unissent par le
centre et se continuent à leur commissure ; ils ont deux faces et deux
bords : un bord libre et un bord adhérent, une face externe et une interne ou cutanée ; la face interne ou muqueuse bucale.

Dès lèvres. --- La lèvre supérieure présente les mêmes caractères
à sa face externe, sur la partie médiane qui est à l'inviscation de la
réunion des deux moitiés ; pendant son développement on pourrait
croire que cette lèvre est née dans le principe ; elle représente et est
formée comme un bec-de-lièvre, ce qui explique la formation du bec-
de-lièvre quelquefois après la naissance ; (monstruosités de la face).

La face postérieure interne est recouverte de la muqueuse. La
muqueuse naît du renversement de la peau au niveau du corps libre ;
la lèvre inférieure présenté aussi à sa partie médiane le même repli
que la lèvre supérieure. La face postérieure est recouverte de la
muqueuse qui peut s'élever des pupilles et qui sécrète abondamment ;
les commissures des lèvres sont constituées par l'union de leurs extrémités ; des muscles font mouvoir les lèvres.

De la bouche et ses annexes. — Les lèvres entourent la bouche dont ils font mouvoir les racines du nez en élevant et en abaissant volontairement la lèvre supérieure ; il y a un tissu cellulaire où rampent des vaisseaux, des muscles, des nerfs, etc.

Lèvre inférieure. — La muqueuse se plisse sur elle-même et forme un frein au-dessous de la langue qu'on nomme filet ; elle recouvre et tapisse toute la cavité bucale ; quand le frein de la langue est trop prononcé, on dit qu'il existe le filet du tissu cellulaire et qu'il faut en faire la section ; la muqueuse tapisse la voûte palatine, elle arrive sur le voile du palais, elle est plus comprimée sur la voûte palatine, contourne les arcades, entoure la luette et tapisse l'isthme du gosier ; il y a dans ce point une foule de glandes, des vaisseaux et des nerfs ; cette disposition ou région peut déterminer ou être le siége d'une inflammation, c'est ce qu'on appelle linguale ou croup, inflammation des glandes et de la muqueuse, qui se continue dans tous les conduits digestifs et respiratoires. Les lèvres sont les organes de percussion, la langue est l'organe du goût, elle possède une foule de pupilles différentes ; les dents qui ont la racine dans les gencives maxillaires supérieures et inférieures.

Les mâchoires unies aux gencives et les dents sont les organes de la mastication ; la langue sert à la formation des sons, à la parole ; elle sert à remuer les aliments qui doivent être broyés par les dents qui font glisser les aliments jusqu'à l'isthme du gosier et sert aussi à la digestion. Le larynx et inférieurement l'épiglotte s'abaisse sur la glotte et empêche les aliments de passer dans la trachée - artère ; le voile du palais, situé à la partie supérieure et postérieure de la bouche, constitue les deux arcades séparées par la luette essentiellement musculaire de chaque côté du voile palatin et ayant entre eux deux glandes amygdales ; on dit vulgairement : les amygdales me font mal, m'empêchent d'avaler la salive, etc.

Des œsophages. — L'œsophage est un conduit membrano-musculeux qui s'étend jusqu'au-dessous du diaphragme et à l'estomac ; il a des

rapports avec deux vaisseaux : l'aorte et les carotides ; dans ses
rapports avec les nerfs ce conduit est formé de plusieurs membranes :
une fibreuse, sur laquelle viennent s'insérer quelques fibres ; elle sert
de charpente ; ce conduit est réduit à se plisser sur la muqueuse à
l'intérieur, il est tapissé de glandes qui sécrètent un liquide gluant ;
parmi les fibres, les unes sont circulaires et d'autres longitudinales ; les
parties fibreuses poussent les aliments dans l'estomac, il se fait une
grande dilatation des œsophages, tels que chez les animaux, mais
ceux-ci ont plusieurs estomacs, l'homme n'en a qu'un, les ruminants
en ont quatre ; l'estomac est un peu dans l'hypocondre gauche, il présente la forme d'un cône, d'une masse placée transversalement au
niveau de l'épigastre ; le pilore à droite et le cardiaque à gauche
supérieurement, sous forme d'un rétrécissement. La portion qui correspond au pilore est un petit tubercule ; c'est là où va s'ouvrir le duodénum, il y a un paquet de fibres qui resserre l'orifice, jusqu'à ce que
les aliments soient réduits en chymes ; lorsque l'estomac a été trop distendu par les aliments, il y a suspension de la contraction musculaire
de l'organe ; il y a alors vomissements ou hoquets. L'estomac est en
rapport avec la colonne vertébrale, le pancréas et l'aorte, l'estomac possède une tunique séreuse que lui forme le péritoine, le recouvre de
chaque côté, en face deux feuillets qui unissent l'estomac au foie et à la
rate, le tout appelé épiploon gastro-épathique et gastro-sphénique, il
lui sert de ligament ; le mouvement des fibres est appelé anti-péristal-
tique ; la muqueuse est en partie la continuation des œsophages ; elle
ne diffère que de sa couleur ; cette muqueuse est d'utilité propre.

De la fécondation. — La fécondation consiste dans le contact du
fluide mâle avec l'ovule femelle, celle-ci fécondée doit se développer
et produire un être semblable à celui qui l'a créée, soit dans l'espèce
humaine comme dans l'espèce animale ; ses actes sont la reproduction.
Dans tous ces actes il faut qu'il y ait des bornes ; ainsi, une fille qui
n'est pas réglée et qui n'a pas atteint l'âge pubère, ne peut pas être
mère ; ni celle qui a un âge mûr, si elle n'a jamais été réglée ; ceci
s'adresse aux deux sexes ; c'est-à-dire que si ni l'un ni l'autre ne

sont développés dès l'âge mûr, cela peut tenir à des infirmités antécédantes ; pour qu'une femme puisse être mère il faut qu'elle soit complétement développée et réglée. Il y a bien des exceptions : des fois, une femme qui n'aura jamais été réglée deviendra enceinte aux moindres approches conjugales et d'autres qui seront réglées tous les mois ne seront jamais mères. On attribue l'époque de la fécondation avant où après la menstruation, chose à peu près incertaine, car une femme peut concevoir aussi bien dans l'intervalle du mois qu'à n'importe quelle époque ; il suffit qu'il y ait rapprochement des sexes et que l'ovule soit en maturité pour être fécondé, se développer et donner naissance à un être parfait.

La fécondation a lieu à peu près au milieu de la trompe, pendant que l'ovule parcourt son trajet pour arriver dans l'utérus ; la muqueuse utérine se boursoufle, la caduque se forme et quand l'ovule y arrive elle lui sert de point d'appui, l'enveloppe et le protége pour se greffer avec la muqueuse utérine et être en contact avec les vaisseaux utéro-maternels qui plus tard deviennent le placenta maternel et le placenta fœtal. L'ovule met de dix à douze jours pour arriver dans la matrice où elle y est logée dans un endroit désigné par la nature, s'y greffe et bientôt se développe ; il faut que toute rétention d'ovule se passe ainsi, que la muqueuse utérine ait subi des modifications, et qu'elle soit alors dans des conditions qui permettent ces prétentions ; plus actives dans sa circulation, plus épaisse, elle présente des sillons d'une grande vitalité. La fécondation ne peut avoir lieu que d'une manière uniforme chez toutes les femmes, il faut encore des conditions particulières ; les trop jeunes filles semblent moins aptes à cette fonction ; une personne âgée ne peut pas concevoir aussi bien qu'une femme d'une bonne constitution, bien réglée depuis plusieurs fois et dont la vie est bornée à des habitudes régulières.

De la menstruation. --- La menstruation est un écoulement sanguin périodique qui a lieu par les voies génitales de la femme adulte, parties internes et externes de la génération ; cet acte est une évolution spontanée de la muqueuse utérine et de l'ovaire, d'un flux sanguin qui arrive d'une congestion utérine et laisse suinter le sang sortant de sa cavité et se mêlant aux mucosités vaginales, c'est ce qui fait changer de couleur au commencement et à la fin; ce n'est que vers le second ou le troisième jour qu'il est plus rouge-foncé ; ceci dure habituellement de trois à sept jours suivant les tempéraments; chez les femmes pléto- riques robustes, de trois à quatre jours; chez les lymphatiques, de cinq à dix jours : les premières sont plus aptes à la reproduction quand elles ne sont pas nourrices, mais elles font d'excellentes nourrices, tandis que les lymphatiques font de très-mauvaises élèves, car les en- fants sont pleins d'humeur et la pauvreté du sang les rend de plus en plus faibles. L'époque de la menstruation est de quatorze à seize ans; la durée des menstrues est de quinze à quarante-cinq ans, quand ceci n'a pas lieu c'est l'amorose ; il y a des exceptions, on a vu des cas où à douze ans elles le sont abondamment et à vingt ans ne le sont plus; d'autres à trente, etc., c'est suivant la nature et de quelle manière une fille est développée; chez les unes, dans les pays chauds comme les provinces du Midi, etc., elles peuvent être mères à douze ans jusqu'à cinquante ans ; tandis que dans les pays froids, tels que le Nord où les enfants ne sont pas si développés parce que les climats sont très-froids, elles ne sont réglées qu'à dix-huit ou vingt ans et même plus tard, car on a vu des femmes mères à cinquante-cinq et cinquante-huit ans (j'en ai connu une et je peux en faire foi car l'enfant est encore jeune); celles qui ne sont réglées que tous les six mois pendant un certain temps et qui, une fois mères, le sont tous les vingt jours; d'autres qui ne l'ont été qu'une fois et qui malgré cela deviennent mères; d'autres qui ne l'ayant jamais été, deviennent enceintes et mettent à jour des êtres développés ; chez celles qui ne sont réglées que quelques fois elle peu- vent l'être pendant la grossesse, mais ce sont des cas très-rares et même exceptionnels ; elles peuvent l'être jusqu'au septième mois, c'est-à-dire à chaque entrée du mois de la grossesse ; l'intervalle des règles est habituellement de vingt à vingt-huit jours ; douze fois dans l'année, même treize et jusqu'à quinze fois.

Quand les femmes ne sont pas réglées ou qu'elles le sont difficilement, cela s'appelle dysménorrhée, ainsi que quand elles n'ont pas lieu
tous les mois, et ménopause quand elles n'ont pas lieu du tout. Toutes
les femmes, mêmes réglées, ne peuvent pas concevoir ; d'où cela vient-
il ? Il faut aussi que tous les organes réunis y concourent ; il y a plus
que d'être réglé, c'est bien là le point principal, mais il faut que les
ovaires fonctionnent et que les trompes servent à cette grande action,
il faut aussi que l'utérus, le vagin, les grandes et petites lèvres, ainsi
que les muscles et membranes y contribuent, ceci se fait par un mouvement péristaltique des organes disposés à la copulation.

Des ovaires.—Les ovaires sont des corps glanduleux aplatis d'avant en
arrière ; ils offrent à l'étude deux faces, deux bords, deux extrémités ; une
extrémité interne ou utérine, et une externe ou tubaire ; deux faces :
une interne, où passent les trompes dont les pavillons vont s'appliquer
continuellement sur l'ovaire, au bord externe frangé. La face interne
offre des granulations chez la femme qui est réglée depuis quelque
temps et laisse des traces ; chez la jeune fille elles sont rosées, d'une couleur tendre, lisses et polies, tandis que chez l'adulte elles sont violacées.

L'ovaire présente un bord supérieur et un inférieur ; le bord supérieur
est recouvert par un repli du péritoine (ligament large), à sa partie
inférieure il y a le hile où passent les vaisseaux et les nerfs qui vont
nourrir l'ovaire et lui fournissent un liquide gommeux transparent.
L'ovaire se compose de deux membranes ; une fibreuse et une péritonéale ; la fibreuse donne des petites fibrines qui vont en s'entrecroi-
sant les unes avec les autres et forment des cellules auxquelles Baher
a donné le nom de stroma ; il y a un liquide gommeux où nage la
vésicule de Graaf ; cette vésicule se compose de trois membranes :
une muqueuse, une fibreuse et une granuleuse ; dans la granuleuse,
il y a une agglomération de granulations à sa partie supérieure, à qui
on donne le nom de disque proligère ; au milieu nage l'ovule, toujours
à sa partie supérieure.

L'ovule se compose du vitellus ou jaune diaphane (jaune de l'œuf)

de la membrane vitelline, de la tache germinative, de la vésicule germinative de Purkynge ; l'ovule va en grossissant et par un boursoufle-
ment spontané, s'échappe de l'ovaire ; il est pris par le pavillon frangé
de la trompe ; en suivant ce canal il entraîne avec lui ses granulations,
parcourt ce canal, arrive dans l'utérus pour s'y développer ou tombe
en débris menstruels ; si la caduque est préparée, elle se plisse autour
d'elle, s'y greffe et s'y développe. L'ovule étant échappé de l'ovaire
laisse un caillot de sang; la muqueuse se plisse, la fibreuse se rétracte,
laisse ce qu'on appelle les corps jaunes et donne sa coloration à tous
les fibres ou vaisseaux qui l'entourent. Les vaisseaux lymphatiques
absorbent ces caillots et il ne reste plus que les traces. On voit une
foule de petites vésicules qui vont en augmentant, arrivent en maturité les unes après les autres et s'échappent à mesure que l'évolution
spontanée a lieu ; c'est-à-dire qu'elle se fait par les propres ressources
de la nature, principalement à l'époque des règles, mais il y a des
exceptions; par exemple dans l'intervalle des époques, la conception
peut avoir lieu mais principalement avant ou après la menstruation,
car dans les communautés on voit habituellement que presque toutes les
femmes sont à peu près réglées à la même époque du mois; c'est comme
pour les accouchements où il y a des époques où il naît plus d'enfants
vers la fin ou le commencement du mois qu'au milieu.

Des organes qui sont dans l'excavation.— Les organes de la génération sont : l'utérus, les ovaires, organes principaux ; les trompes, les ligaments larges et ronds ; ceux de l'ovaire de Douglas utéro-sacré et utéro-
vésico ; le vagin est un organe accessoire qui fait communiquer le
dehors avec le dedans de l'excavation ; il est uni à l'utérus par un repli
de la membrane muqueuse du vagin, la fibreuse et le tissu cellulaire
érectile où rampent les vaisseaux et les nerfs du vagin, un tissu pavimenteux, la muqueuse du vagin les recouvre et dans cette muqueuse
il y a une multitude de petites granulations qui fournissent des mucosités arrivent jusqu'au col de l'utérus et le contournent à sa partie
moyenne, ce qui a lieu pendant la gestation ; l'utérus s'élève, entraîne

la muqueuse vaginale et tiraille le vagin, ce qui a fait croire que le vagin était d'environ 12 à 13 c. pendant une certaine époque de la grossesse ; dans la règle ordinaire, il mesure de 6 à 7 c., etc.

Des organes génitaux externes. — Les organes génitaux externes comprennent le mont-de-Vénus, les grandes lèvres, les petites lèvres ou nymphes, le clytoris, le vestibule, le méat urinaire, la vulve, la membrane hymen, la fourchette, les fosses naviculaires, le périnée et l'anus placé postérieurement dans le plancher périnéal.

Dans les grandes lèvres, on étudie deux faces, deux bords et deux extrémités, une face externe et une interne ; l'externe libre, l'interne recouverte d'un épitélium pavimenteux et la muqueuse du vagin qui le tapisse en plein. Les fosses naviculaires sont autour de la vulve ; les colonnes du vagin sont intérieurement et postérieurement, le bulbe du vagin, c'est le reserrement du muscle constricteur du vagin, les petites lèvres naissent des deux replis des grandes lèvres et vont se perdre dans les grandes lèvres à leur partie moyenne inférieurement ; les petites lèvres ou nymphes contournent le clytoris ; celui-ci va de droite à gauche et de gauche à droite ; ce sont des corps caverneux qui vont se perdre dans les petites lèvres ou dans les glandes vulvo-vaginales ; le vestibule est un espace triangulaire qui sépare le clytoris d'avec le méat urinaire ; le méat urinaire est le canal de l'urèthre qui fait communiquer la vessie avec le dehors ; ce conduit est érectile, contractile et quelquefois douloureux à un tel point que lorsqu'il y a rétention d'urine il faut pratiquer le cathétérisme, sonder les femmes, sans les découvrir. Il arrive souvent que l'urine ayant séjourné dans la vessie, le canal se paralyse et détermine très-souvent des fistules uré-thro-vaginales où même vésico-vaginales ; lorsque l'urine dégoutte en petite quantité, c'est toujours un accident grave.

Des grandes lèvres. — Les grandes lèvres sont deux replis muqueux cutanés aponévrotiques ; on y étudie deux faces, deux bords et deux extrémités : une extrémité supérieure et une inférieure, un bord libre et un bord adhérent, l'externe libre et l'interne adhérent, une face interne en rapport avec l'externe des petites lèvres et l'externe libre ; les petites lèvres sont des replis muqueux qu'on a comparé chez la jeune fille à la crête d'un jeune coq et d'un rose tendre, tandis que chez la femme déflorée, elles sont d'un brun foncé et souvent elles sont un signe de grossesse existante ; chez celle qui a été mère, elles présentent des inégalités et sont noirâtres. La vulve est une fente longitudinale placée à la partie antérieure et inférieure du bassin ; chez la jeune fille elle est fermée à moitié par la membrane hymen qui a la forme d'un croissant demi-lunaire, d'autres fois elle présente des petits pertuis en pomme d'arrosoir, elle affecte différentes formes pendant la menstruation, laisse suinter le sang, se rompt habituellement aux premiers rapprochements des sexes, c'est ce qui a fait croire souvent à un nouveau retour des règles qui persistent quelquefois longtemps après le mariage, mais n'empêche pas la fécondation; elle persiste souvent jusqu'à l'accouchement ; on a même pu remarquer qu'elle ne se rompt qu'au moment où la tête de l'enfant franchit l'orifice vaginal et vulvaire. La fourchette est un repli muqueux placé à la partie postérieure de la vulve, comme une patte d'oie. Le périnée est la réunion des fibres du rectum qui constituent le sphincter anal; d'autres forment le bulbe du vagin ou muscle constricteur du vagin.

Des organes contenus dans l'excavation. — Les organes internes sont : le vagin, l'utérus, les trompes et ses dépendances, les ovaires, les ligaments et leurs annexes ; le vagin est un conduit musculo-membraneux doué de contractilité, d'élasticité, de rétractilité et de sensibilité ; il est concave et convexe en même temps et cylindrique, il présente un canal courbe de la longueur de l'individu qui le porte ; habituellement il est de 7 à 8 centimètres, mais il peut varier ; quelquefois il n'a que 4 à 6 cent; et d'autres fois, surtout pendant l'accouchement, il mesure de 12 à 13 cent.; et même davantage.

Différence du vagin. — Le vagin offre différentes formes et irrégularités remarquables telles qu'une cloison au milieu ; il est double jusqu'au milieu et puis adhérent à l'utérus, ce qui empêche la fécondation ; il peut se trouver un vagin double, exister une cloison au milieu ; tel qu'il est chez le jeune enfant ; dans son développement fœtal le vagin est double et tient avec l'utérus ; il forme un triangle, les fibres se réunissent et forment les trompes, les ligaments larges et ronds et le col utérin, puis le vagin laisse tomber après la naissance une mucosité sanguinolente et il est libre chez le nouveau-né ; si on le remarque, ce conduit est frangé tout autour de la vulve ; on voit plus tard toutes ses caroncules naître au vagin. Il peut exister une cloison d'un côté et l'autre être libre ; la femme peut concevoir et mettre au monde sans inconvénient ; chez d'autres, le vagin semble bien conformé à l'extérieur, elles sont réglées et il y a rapprochement des sexes, mais elles ne peuvent pas concevoir à cause de la membrane hymen qui est très-prononcée ; il faut en faire la section ; d'autres, où il n'y aura que la vulve seulement, qui ne seront jamais réglées, et qui présentent la forme naturelle de femme et d'homme ; ceci est très-rare.

Le vagin est le conduit de transmission de la vulve à l'utérus et de l'utérus à la vulve *et vice versâ*.

Le vagin offre à l'étude deux faces, deux bords et deux extrémités, une extrémité supérieure et une extrémité inférieure, qui est la vulve ou externe ; la supérieure ou interne est unie à l'utérus ; cette union a lieu avec la membrane muqueuse qui enveloppe le col vers son milieu et le tapisse ainsi que le museau de tanche et le vagin jusqu'à la vulve ; elle se plisse, se rive et se laisse distendre à mesure que l'utérus s'élève dans l'abdomen pendant la grossesse.

La face interne est en rapport avec le bas-fond de la vessie et le canal de l'urèthre ; la face externe est en rapport avec la face interne du rectum et le périnée, il y a à étudier trois membranes qui le tapissent : une fibreuse, une muqueuse où sont contenues une foule de petites granulations qui laissent couler une mucosité quelquefois assez abondante, sous le nom de vaginite granuleuse ; un tissu cellulaire où rampent les vaisseaux et les nerfs, qui est doué de contrac-

6

tilité, d'élasticité et d'un tissu pavimenteux érectile. La muqueuse contient une foule de glandes mucipares et se continue avec le tissu pavimenteux; elle se plisse et forme le cul-de-sac postérieur et antérieur.

Du vagin et de sa composition. — Le postérieur est plus profond que l'antérieur ; le postérieur est en rapport avec le rectum et l'antérieur avec la vessie ; le vagin offre à l'étude une série de muscles, muqueuses ou glandes, etc.; il y a des rides transversales et longitudinales ; il est plus large à sa partie supérieure, il mesure de 4 à 5 c. de large et de 2 à 3 c. antéro-postérieur, sa longueur est à peu près de 7 à 8 c. suivant les femmes ; si une femme est très-grande ou excessivement petite, ou très-musclée, ou maigre ; il y a différence de vagin entre les unes et les autres. Le bulbe du vagin naît de l'oponévrose péritonéale où naît un muscle pair qui vient du milieu, sépare l'anus d'avec la tubérosité sciatique, se continue jusqu'au clytoris et embrasse comme un demi-cylindre le bulbe du vagin ; c'est le muscle constricteur de la vulve et du vagin, muscle de la pudeur qui le contourne dans toute sa largeur et toute sa longueur, ce qui constitue le sphincter vaginal.

Les artères-vaginales viennent de l'hypogastre, ses veines sont très-nombreuses et vont se verser aux veines hypogastriques ; les vaisseaux lymphatiques se portent aux ganglions lymphatiques, (absorption). Les nerfs viennent du plexus hypogastrique. Les veines vaginales sont très-apparentes pendant la grossesse et on peut remarquer souvent des varices très-prononcées.

Les trompes de Phalope. — Les trompes sont des conduits de transmission de l'ovaire à l'utérus; elles ont la forme d'un instrument de musique plus grand à son extrémité qu'à sa partie interne, elles représentent le tube digestif dans son action, elles font communiquer l'ovaire avec l'utérus ; elles sont placées dans l'épaisseur du ligament large, leur longueur est d'environ de 11 à 12 centimètres. Elles ont deux extrémités : une interne utérine, une externe ovarique, l'externe est douée de contractilité, d'élasticité et de rétractilité ; elle peut acquérir un volume considérable, tandis que l'orifice interne ou utérin est érectile; suivant M. Richard, il n'a que 2 millimètres de diamètre à partir de l'utérus; ce canal va en s'élargissant en forme irrégulière ou frangée et constitue le pavillon de la trompe, dont une plus longue est continuellement appliquée sur l'ovaire pour recevoir l'ovule à mesure qu'il est arrivé en maturité; il doit être fécondé ou il doit s'échapper à travers les parois utérines et vaginales.

Les trompes sont formées par trois membranes: une fibreuse, une muqueuse et une séreuse.

La *muqueuse* est la plus interne, avec un tissu vibratile.

La *fibreuse* est la moyenne; ces fibres sont de trois sortes: il y en a de circulaires, de longitudinales et de transverses.

La *séreuse* est la plus superficielle, ses parois se terminent du côté de l'utérus, au niveau même de la face muqueuse de l'utérus; les artères proviennent des ramifications nombreuses venant de l'utérus et vont se perdre aux ovariques; les nerfs viennent du plexus spermatique et hypogastrique.

Les trompes, avons-nous dit, sont les conduits de transmission de l'ovaire à l'utérus et font communiquer le fluide fécondant mâle avec le germe femelle, contiennent l'un et l'autre pour que l'ovule soit fécondé et produise un être semblable à celui qui le produit. On attribue que la fécondation a lieu dans la trompe, que le produit mâle provenant de l'extérieur est pris par l'arbre de vie et de là dans l'utérus, il arrive en contact avec l'ovule détaché de l'ovaire, il est fécondé, subit des modifications remarquables, et arrive enfin dans les parois utérines pour s'y développer, l'utérus se boursoufle, reçoit une congestion plus active, une chaleur plus prononcée, en un mot tout semble participer à cette grande fonction. Tous ensemble réunis après toutes ces divisions et subdivisions, il nous reste à étudier distinctement le développement de l'utérus, de l'œuf jusqu'à sa naissance, et après, de quelle manière il doit être alimenté après sa naissance.

Ceci se fait par un état physiologique purement sympathique ou pathologique.

DEUXIÈME PARTIE

DEUXIÈME PARTIE

De l'utérus. — L'utérus a la forme d'une gourde de pèlerin ou d'une poire d'hiver aplatie d'avant en arrière ; sa base est tournée en haut et sa pointe en bas. Son axe est à peu près celui du détroit supérieur, dévié un peu à droite et le col à gauche ; il est situé dans l'excavation entre la vessie et le rectum, maintenu par les ligaments larges et ronds et les ligaments de Douglas, utéro sacré-postérieurs et utéro vésico-antérieurs. On divise l'utérus en deux portions : une supérieure et une inférieure ; la supérieure est le corps le plus volumineux, l'inférieure est le col qui est enveloppé de la muqueuse vaginale ; on le divise en portions sus-vaginale et sous-vaginale ; celle-ci fait saillie dans le vagin, et permet l'entrée du corps venant de l'extérieur. Ces moyens d'union sont très-lâches, on peut les faire mouvoir en tous sens. Le volume de l'utérus varie suivant les âges : pendant la puberté son diamètre longitudinal est à peu près de 6 à 7 centimètres, le transverse de 3 à 4 ; l'antéro-postérieur de 1 à 2 ; le col mesure de 1 à 2 c. dans toute son étendue ; il varie chez beaucoup de femmes ; chez les unes il est plus court et plus mince ; chez d'autres, il est très-long et plus apparent, d'une résistance plus prononcée et plus volumineuse. Le poids de l'utérus est de 24 à 40 gr. chez les filles pubères, et de 48 à 60 gr. chez celles qui ont été mères ; et de 4 à 8 gr. chez les vieilles femmes.

Structure de l'utérus, sa composition. — On étudie à l'utérus deux surfaces, une interne et une externe ; deux bords, une base et un sommet ; la face externe est recouverte par le péritoine dans ses trois-quarts supérieurs ; il est en rapport avec la face-postérieure de la vessie dont il est souvent séparé par quelques anses d'intestins grêles et dans le quart inférieur il est en rapport avec le bas-fond de la vessie auquel il est uni par un tissu cellulaire assez lâche.

La face postérieure est plus concave que l'intérieure, recouverte par le péritoine dans toute son étendue et en rapport avec la face antérieure du rectum.

Les deux bords latéraux, légèrement concaves, donnent attache aux ligaments larges et ronds, sa base ou bord supérieur est concave et convexe en même temps dans l'état de vacuité ; il ne dépasse jamais le détroit supérieur ; il est oblique. Le col ou sommet affecte différentes formes chez la femme qui a eu des enfants avec celle qui n'a pas été mère ; chez la vierge le col de l'utérus est séparé du corps par une partie rétrécie vers son milieu, il ressemble à un fuseau, il est rétréci au milieu de l'arbre de vie, ce qui fait voir la virginité parce que le col n'a jamais été distendu ; il mesure de 2 à 3 centimètres de longueur et de 1 à 2 centimètres de large ; de 1 à 1 1/2 antéro-postérieur. La portion sous-vaginale est plus longue que la portion sus-vaginale ; la portion sous-vaginale est plus longue en arrière qu'en avant, le col se termine par une extrémité, cette extrémité c'est le museau de tanche ; il est formé comme le bulbe du nez, il présente deux lèvres séparées par une fente ; lenticulaire chez la primipare et circulaire chez la multipare ; plus renflé à sa partie moyenne, l'externe ou l'antérieure est plus grosse que la postérieure ; elles sont lisses et polies chez la primipare et sans échancrures ni bosselures, plus épaisse à sa partie antérieure, dirigée en arrière vers la partie antérieure du sacrum, obliquement ; toute la matrice suit cette même direction ; elle est oblique de gauche à droite dans l'état normal, mais il y a des exceptions ; toutes les femmes ne sont pas construites la même chose. Il peut y avoir des rétrécissements du bassin, des déviations de l'utérus, des abaissements, des renversements, etc. Chez la multipare, le col n'a pas le même aspect, il est lâche, il est uniforme, quelquefois même il y a des échancrures, la portion sous-vaginale est moins saillante et ne fait presque pas de saillie dans le vagin à cause des grossesses multipliées ; la muqueuse tiraillée, le col ne revient pas à son état primitif, l'utérus en s'élevant tiraille le vagin et ne reste adhérent qu'au-dessus du col à son extrémité inférieure, quelquefois on ne reconnaît le col que comme un petit mamelon ; ce qui a fait croire à plusieurs auteurs que le col n'existait pas ; j'ai vu moi-même des professeurs bien expérimentés prendre le segment inférieur de l'utérus pour un renversement, et cependant le col n'en était éloigné que de quelques millimètres dans le côté opposé, être à droite au lieu d'être à gauche ; la déviation de l'utérus était de droite à gauche ; d'autres fois elle était tout à fait dans la concavité sacrée, ou derrière les pubis.

L'utérus est creusé de deux cavités : une cavité du corps et une cavité du col ; dans le corps on étudie une foule de glandes agglomérées les unes aux autres d'une muqueuse et d'un tissu vibratile ; dans le col existe les œufs de Nabot, dans la muqueuse est l'arbre de vie qui ressemble à une feuille de fougère ou à une flèche.

Corps de l'utérus. — Le corps de l'utérus a la forme d'un triangle, on voit à chacun de ses angles deux orifices : l'orifice interne utérin, et l'orifice externe des trombes qui forment les angles supérieurs de l'utérus.

On étudie à l'utérus trois tuniques : une tunique propre ou tissu fibreux inextricable ; une muqueuse et une séreuse. La muqueuse est en dedans et la séreuse est en dehors ; la séreuse est le péritoine qui recouvre l'utérus dans les trois-quarts supérieurs ; un tissu propre ou rampent les vaisseaux, les nerfs et les artères ; les artères en forme de colimaçon ou vrille de vigne, pour prêter ampliation à l'utérus dans son développement ; les veines suivent la même direction ainsi que les artères. Une couche de fibres circulaires, longitudinales et transverse, une muqueuse avec un épitélium vibratile pourvus de follicules glanduleux qui sécrètent un liquide alcalin amniotique qui facilite le développement du fœtus et de l'accouchement.

Renversements ou inversions vicieuses de l'utérus. — L'utérus peut affecter différentes positions ; il peut y survenir une congestion anormale, être le sujet de stérilité, comme une tumeur, un kyste, une agglomération de mucus dans le col qui bouche et empêche la conception ; il peut y avoir des renversements de l'utérus, des prolapsus, des trombus. On entend par trombus une tumeur qui pend dans le col ou à une des lèvres du museau de tanche, d'autres fois ils sont aux trompes ; toutes ces causes peuvent empêcher la grossesse. L'utérus peut être renversé dans la concavité sacrée et le col dans une autre direction, telle que derrière les pubis ou en avant de la vessie. Le corps peut être renversé et le col rester dans son état normal.

Utéro-flexion. — Le corps peut être renversé en avant et le col en arrière, ce qui arrive le plus souvent c'est l'antéro-flexion ; quand le corps est porté dans la concavité sacrée c'est la réto-flexion, et quand le corps est porté dans la fosse sciatique, d'un côté au côté opposé, c'est la téro-flexion, prolapsus hors de la vulve, prolapsus complet et incomplet quand il n'est qu'au niveau des grandes lèvres ; on dit abaissement quand l'utérus pend au milieu du vagin, etc. Il faut placer des appareils tels que des paissaires, bandages abdominaux de préférence. Les paissaires ne servent qu'à aggraver la situation quand ils ne sont pas tenus proprement, une éponge est préférable, parce qu'on peut la retirer et la replacer facilement.

Texture de la matrice. — La tunique séreuse est en dehors, la muqueuse en dedans, la fibreuse est la moyenne ou tissu propre ; la tunique propre est musculaire et fibreuse, composée de fibres longitudinales, de circulaires, de demi-circulaires, de transverses, d'obliques, ce sont toutes des fibres longues ; il existe deux plans de fibres : un plan externe et un interne ; les plus superficielles sont les fibres longues et les plus internes sont les circulaires ; les moyennes sont un tissu inextricable où rampent les vaisseaux et les nerfs. Les fibres longues se contractent et forcent les circulaires à s'élargir pour prêter ampliation à l'utérus ; les artères, en forme de colimaçon et les veines sont entre-croisées pour donner ampliation pendant la gestation. Les nerfs viennent de trois sources: du grand sympathique, des ovariques et du système ganglionnaire ; ceux du col viennent du grand sympathique ; les fibres vont en s'entre-croisant et forment les ligaments ronds ; passent par les anneaux cruraux et l'échancrure crurale, suivent en se formant diverses directions en patte d'oie et vont se perdre dans les nymphes, le mont-de-Vénus, les grandes lèvres et le clytoris; les postérieurs forment les ligaments de l'ovaire et la maintiennent en place; les plus supérieurs forment les trompes et se prolongent jusqu'à l'ovaire; elles sont circulaires et longitudinales, forment des anneaux plus grands à mesure qu'ils s'éloignent de l'utérus, suivant la grandeur de l'orifice, puis se frangent à leurs extrémités. L'utérus est recouvert par le péritoine et à mesure qu'il se développe reçoit une congestion plus active, et sert à nourrir l'organe. Les ligaments larges servent aussi à l'ampliation de l'organe, c'est par le hile que les nerfs et les vaisseaux lui arrivent pour le nourrir et aider à ses fonctions; en état de gestation tout y participe d'une manière sans égale, on a trouvé les ovaires aplaties sur les parties latérales de l'utérus développé à son terme. Les veines subissent un développement, elles vont en se réunissant, surtout à l'endroit où le placenta s'insère, en formant un sinus avec le placenta fœtal qui est en contact avec le placenta maternel. Les fibres accompagnent les veines, ceci se fait à l'intérieur de l'utérus; ce sont les fibres inter-muqueux, cet acte se fait par antagonisme en contact des vaisseaux fœtals et maternels, sans qu'il y ait mélange; l'œuf se développe par un phénomène important, et l'utérus change dans sa forme, dans sa situation, dans sa direction et dans la densité de ses parois et de ses sécrétions.

· L'utérus a pour propriété de fournir le sang menstruel et de faire développer les produits fécondés jusqu'à sa maturité et l'expulser hors de ses parois : cet acte est appelé parturition ou accouchement.

Du développement de l'œuf humain. — L'ovule, une fois fécondé et étant arrivé en maturité, s'échappe de l'ovaire et va à la rencontre du flux séminal fécondateur; l'ovule, mis en contact, subit des modifications remarquables; il se composé du vitellus, de la vitelline, de la tache germinative de Purkinge, découverte par Baher. Il est de la grosseur d'un dixième de tête d'épingle; il se condense, se divise en deux, et la tache germinative se divise encore en deux, toujours deux par deux, puis en quatre, en huit, en seize, en trente-deux, en soixante-quatre, en cent vingt-huit, etc. L'ovule entraîne avec lui le cumulus granuleux qui est contenu dans la membrane granuleuse où nage le disque proligère, l'ovule se nourrit de ces substances pendant les premiers jours. Après toutes ces divisions et subdivisions, il se change en liquide gluant, gommeux, limpide, épais et forme une raie ; la tache devient plus allongée, d'un blanc mat et plus grosse à une extrémité qu'à l'autre ; la grosse extrémité est la tête, et la petite la queue et plus tard les membres inférieurs.

Après toutes ces divisions et subdivisions, l'ovule prend la forme d'une mûre, corps mûriforme, forme diagonale ; chaque bourgeon a sa tache et toutes ces taches sont à la partie supérieure ; ces taches sont d'un blanc mat, à la surface des corps mûriformes se forme le blastoderme qui se divise en deux feuillets : un interne muqueux et un externe séreux.

Le feuillet muqueux se plisse de manière qu'il sert à former les organes internes ; la tâche forme la mœlle épinière, le reste forme le cœur, le foie, la rate, les reins, etc. ; les intestins, l'estomac et ses dépendances ; ce même feuillet forme la vésicule ombilicale qui contient un liquide jaunâtre, qui se forme et donne naissance à des globules, qui donnent, eux aussi, naissance aux vaisseaux omphalo-mésentériques qui vont nourrir les intestins. L'embryon, de douze à quinze jours, est de la grosseur d'une lentille, la tache devient allongée et plus grosse à une extrémité qu'à l'autre. Une partie du feuillet du blastoderme se continue avec l'embryon et forme l'amnios. L'amnios se forme à mesure que les deux capuchons tendent à se rapprocher l'un de l'autre et finissent par s'unir en un seul amnios.

La vitelline qui enveloppe l'œuf se couvre de villosités appelées villosités choriales ; ces villosités tendent à s'unir avec la caduque, et, à mesure que l'œuf grandit, la caduque disparaît et les villosités aussi ; mais au point où l'œuf est arrivé dans l'utérus il se forme une nouvelle caduque ou tissu inter-utéro-placenter ou caduque sérotine ou tardive. Les villosités coriales ne disparaissent pas ; elles se mettent en rapport avec le tissu plastique ; à mesure que la vésicule ombilicale disparaît, naît un pédicule appelé vésicule allantoïde qui naît du cloaque, du point qui sépare la vessie d'avec le rectum ; l'allantoïde reçoit les artères venant du fœtus ou de l'embryon proprement dit ; ces artères se prolongent à mesure que la vésicule augmente ; les artères s'ouvrent en forme de parapluie et forment le placenta fœtal, s'enveloppent de la gaîne amniotique et forment le cordon ombilical. Il existe deux artères et deux veines : la veine gauche disparaît et il ne reste que deux artères et une veine. Le cordon ombilical, une fois séparé du placenta, laisse la cicatrice ombilicale et forme un repli du péritoine qu'on nomme le ligament de l'ouraque ou ligament suspenseur de la vessie.

Développement de l'œuf. — L'œuf arrive dans l'utérus, avons-nous dit, le tronc, occupé par la caduque vraie, le refoule à mesure que l'œuf grandit, les villosités choriales ne disparaissent qu'aux endroits où les veines ombilicales ne sont pas venues prendre place, elles s'atrophient, et il ne reste que celles qui sont en rapport avec le placenta qui vont se mettre en contact avec le tissu plastique ou placenta maternel ; la vitelline prend le nom de chorion, c'est la membrane la plus proche de l'œuf. Le chorion et l'amnios réunis sont les membranes les plus externes de l'œuf ; la caduque disparaît et tend à s'unir avec l'amnios ; il ne reste que la caduque sérotine ou tissu plastique qui ne disparaît qu'après l'accouchement.

Entre l'amnios et le fœtus existe le liquide amniotique fourni par la membrane séreuse et la transpiration utérine. L'amnios sécrète abondamment ; à trois mois on peut reconnaître une foule de globules pleins de sérosités, cette membrane est très-épaisse et s'amincit à mesure qu'elle s'approche du terme de l'accouchement. Si on la remarque à certaines époques de la grossesse, on voit que plus l'embryon est jeune plus elle est épaisse ; on voit l'œuf comme un œuf de poule sans coquille, rien qu'avec le chorion, membrane résistante ; on voit la vésicule allantoïde et les traits de l'embryon très-apparents ; à un mois il est à peine perceptible, c'est encore un liquide ; à deux mois, il est un peu plus apparent et ressemble à un papillon des champs, c'est alors que la vésicule allantoïde s'ouvre en forme de parapluie et se met en rapport avec le tissu inter-utéro-placentaire qui va s'hématoser par endosmose avec le placenta maternel. (Antagonisme.)

Des dimensions de l'œuf embryon. — A peine a-t-il atteint la troisième semaine, que l'embryon devient vermiforme, courbe à sa partie supérieure, d'un blanc grisâtre, long de 4 à 6 millimètres, son poids est de 5 à 8 centigrammes ; à cinq semaines, il a 1 centimètre de longueur et pèse 1 gramme environ ; à quarante jours, les premiers points d'ossifications commencent jusqu'à la septième semaine. On aperçoit la clavicule et la mâchoire inférieure ; l'intestin s'étend encore dans l'intérieur du cordon ombilical ; les articulations, l'astragale, le tarse et le métatarse forment l'embryon qui a alors de deux à trois centimètres de longueur ; à deux mois ou 60 jours on peut à peine distinguer le sexe de l'embryon ; sa longueur est de 3 à 4 centimètres, son poids est de 10 à 12 grammes. L'épiderme peut être distingué du derme ; à dix semaines, l'embryon mesure de 4 à 5 centimètres et pèse 45 à 48 gr. ; à trois mois l'embryon est formé ; on peut distinguer les sexes, il mesure de 6 à 7 cent. et pèse 100 à 120 gr.: à quatre mois, l'embryon prend le nom de fœtus : l'accroissement est moins rapide qu'au commencement ; sa longueur est de 15 à 20 cent., son poids est de 220 à 230 gr., il peut varier ; à cinq mois, il est un être développé, seulement les fontanelles sont très-amples ainsi que les sutures ; les os sont très-éloignés les uns des autres ; les cheveux sont blancs et argentins : les paupières sont fermées par la membrane pupillaire ; les yeux sont fermés, on voit les muscles très-prononcés, surtout aux membres : ce n'est surtout que lorsque les muscles mettent les membres en jeu que le fœtus exécute des mouvements actifs et passifs qui donnent le signe de vie dans le sein maternel.

La peau commence à se couvrir de duvet ; elle est rosée ; l'enfant qui naît à cette époque peut vivre quelques heures ; j'en ai vu qui ont vécu deux heures ; d'autres respirant quelques instants après leur naissance. Le fœtus mesure de 20 à 27 cent. et son poids est de 1 kilogr. environ, on ne distingue pas de pupille ; à six mois, on voit les cheveux épais, les sourcils sont hérissés, des petits poils argentins, la peau rosée d'un brun foncé, la membrane pupillaire existe encore, son poids est de 1 kilog à 1 kil. 1[2 et mesure de 28 à 32 cent. de longueur; à sept mois, il acquiert un volume plus considérable, il peut vivre à la condition que les muscles soient assez développés et que l'enfant soit assez vigoureux, qu'il puisse prendre la nourriture qui lui convient. Il n'est pas mûr comme celui qui est resté neuf mois dans le sein maternel. Les gencives sont dentelées, les ongles sont apparents et n'ont que la peau ; celle-ci est tendre, rose foncé ; les poils sont très-longs, l'ombilic n'est pas, à sa partie moyenne, plus rapproché de l'extrémité inférieure que de la supérieure; la voix est tremblante, faible ; si c'est un garçon, les testicules ne sont pas encore descendus dans le scrotum, les fontanelles sont très-amples et les os très-mous; du huitième au neuvième mois il augmente plutôt en grosseur qu'en largeur, il mesure de 40 à 46 cent. ; enfin, à terme, il pèse de 3 à 4 kil., c'est un être viable et développé pour vivre de la vie extérieure et séparé de sa mère.

Fonctions de l'utérus. — Pour que cet acte ait lieu d'une manière convenable, il faut que l'utérus subisse un certain développement à un degré indéfini ; il change de forme, de situation et de direction à mesure que l'œuf se développe dans sa cavité et a la propriété de se contracter, de se resserrer et de s'élargir. Il se contracte pour chasser les corps qu'il contient dans sa cavité, c'est la contractilité organique ; elle est à peu près nulle en état de vacuité, mais sensible pendant la grossesse et après l'accouchement, quelquefois douloureuse pendant la rétraction, surtout quand il reste des caillots de sang dans la cavité utérine.

Des changements de l'utérus. — Les uns sont anatomiques , les autres physiologiques et mécaniques. Les changements anatomiques changent de forme, de situation, de direction, de densité de leurs parois. Les physiologiques se développent et sécrètent une abondance de matière qui aide et protége les produits que l'utérus contient dans sa cavité. Les mécaniques sont dus au fœtus dans l'accouchement, les contractions utérines et le fœtus purement mécaniques sont la cause principale des contractions utérines ; le fœtus et ses annexes ne doivent plus rester dans la cavité utérine ; une fois le terme de neuf mois ou 270 jours, il peut se terminer plutôt comme se continuer plus tard ; dans la règle ordinaire, la limite est de six mois et demi à dix mois après le mariage.

Des changements de l'utérus pendant la grossesse. — Pour que ces changements aient lieu, il faut qu'il y ait grossesse et que l'œuf arrivé dans la matrice, la trouve boursoufflée, occupée par la muqueuse (caduque) ; la caduque n'est autre chose que les débris de la muqueuse boursoufflée.

Le développement de l'œuf et de l'utérus sont simultanés, mais chacun d'eux se développe par une forme qui lui est propre ; en un mot, l'accroissement de l'œuf est aussi la cause physiologique, mais non l'agent mécanique du développement des parois utérines ; ceci se fait du centre à la périphérie, dès que l'œuf arrive dans la matrice ; celle-ci se développe toujours en augmentant jusqu'à la fin de son développement, change de forme, de situation, de direction, de densité de ses parois ; ses sécrétions, ses directions, son volume. Sa forme change en même temps que son volume. D'abord aplatie sur les deux faces, la matrice s'arrondit, devient sphénoïde, et, à la fin de la grossesse devient ovoïde ; légèrement aplatie d'avant en arrière, il y a quelquefois une dépression comme un cœur de carte à jouer ; dans ce cas-là, il y a grossesse double ou gémellaire, tri-gémellaire et multiple.

Situation de l'utérus. — L'utérus ne peut changer de volume sans que sa position change en même temps ; pendant les trois premiers mois de la grossesse, l'utérus est plongé dans l'excavation ; ne trouvant plus d'espace dans cette cavité, il s'élève graduellement et de périforme qu'il était devient sphénoïde, son fond se renverse en arrière, force le col à se porter en avant, le col est dévié pendant le troisième mois en bas et en avant et un peu à gauche ; à partir de trois mois et demi, ne trouvant plus d'espace dans l'excavation pour s'y développer, il s'élève au-dessus du détroit supérieur ; à quatre mois il est à 3 cent. au-dessus des pubis ; à cinq mois il est au-dessous de l'ombilic et à six mois il le dépasse ; à sept mois il est à 2 cent. au-dessus, et au huitième il est de 5 cent. au-dessus de l'ombilic ; enfin il s'élève jusqu'au neuvième, et dans la dernière quinzaine il s'abaisse, c'est alors que la femme se trouve plus libre du côté de l'estomac ainsi que du cœur et des poumons,

Direction de l'utérus.—En se portant dans la cavité abdominale, l'utérus est obligé de suivre la direction de l'axe du détroit supérieur ; repoussé par la colonne vertébrale lombaire, il trouve dans la paroi abdominale moins de résistance, il se porte en avant, et plus d'un côté que de l'autre ; l'utérus se porte plutôt du côté droit que du côté gauche, et suit la direction oblique de la matrice en état de vacuité. Plusieurs auteurs ont donné leurs opinions là-dessus ; les uns veulent que le ligament rond soit plus court du côté droit que du côté gauche, MM. Paul Dubois et D.... D..... veulent que les femmes se servent plutôt du côté droit que du gauche, et disent que cela tient au poids ; qu'elles sont plus disposées à ce que l'utérus s'élève de ce côté, que les femmes gauchères ont le fond de l'utérus dévié à droite ; tout cela n'est rien, c'est purement et simplement que dans la première position, l'utérus est à droite et dans la seconde à gauche, chose constatée chez la femme que j'ai accouchée trois fois ; deux fois l'utérus a été dévié à gauche, ce qui m'a obligé à faire la version podalique, sans cela l'accouchement était impossible, présentation du tronc occipito-céphalique iliaque droit ; la troisième couche: obliquité à droite, première position du sommet ; l'accouchement s'est fait très-naturellement.

Épaisseur des parois de l'utérus.—L'utérus augmente de volume à mesure de la marche de la grossesse ; à trois mois l'appareil musculaire et vasculaire n'a que quelques millimètres d'épaisseur ; vers le cinquième mois, il est à peu près le même qu'à terme ; les parois sont plus épaisses ou correspond le placenta maternel à l'état normal plus mince vers le col; à la fin de la grossesse, son poids est d'un kilo à un kilo et demi; l'épaisseur des parois est d'environ de 2 centimètres.

Densité de ses parois. — Dans l'état de vacuité les parois sont fermes comme le fer et crient sous le scalpel tandis que pendant la grossesse elles sont molles, souples.

Des sécrétions utérines et vaginales. — L'utérus a pour propriété de fournir le sang menstruel à l'époque des règles; la matrice se boursouffle et reçoit une congestion plus active; les ovaires participent ainsi que les trompes à cette grande fonction. Si la conception a lieu les jours qui précèdent ou qui suivent, la conception peut avoir lieu par l'excitation du coït et augmente l'hypertrophie de ses parois; la muqueuse est presque doublée, la caduque se plisse, se réfléchit, reçoit et entoure l'œuf fécondé; dès que l'œuf est arrivé dans la matrice, celle-ci va toujours croissant jusqu'à la fin de la grossesse.

A trois mois, elle est sphénoïde et a 7 cent. dans tous les sens; à quatre mois, elle a 9 cent. et 1[2; à six mois, elle a 23 à 27 cent. verticaux, 16 cent. de transverse et 16 antéro-postérieur; à neuf mois, elle a de 32 à 37 cent. verticaux, 24 de transverse, et 22 à 24 antéro-postérieur.

Le développement de l'œuf et celui de la matrice sont simultanés, chacun d'eux se développe par une forme qui lui est propre; en un mot, l'accroissement de l'un et de l'autre est la cause physiologique, mais non l'agent mécanique. La physiologie de l'œuf et de l'utérus sont ses sécré-tions, ses propriétés; l'utérus a la propriété de se contracter pour expulser et chasser les corps contenus dans sa cavité, sa rétractilité, sa tolérance, ses rapports, etc. Pendant la grossesse, l'utérus sécrète en plus grande abondance et grossit, les follicules mucipares sécrètent une transpiration alcaline, et les glandes ou œufs de Nabot sécrètent une mucosité très-abondante, ainsi que les follicules du vagin, surtout au commencement de la grossesse; sa température est plus chaude, sa couleur devient lie de vin, les veines grossissent et sa couleur devient de plus en plus noire ; ceci a lieu dans toute l'économie, les veines grossissent partout dès les premiers temps de la grossesse, suivant les tempéraments.

Chez les femmes sanguines et délicates surviennent des varices aux membres inférieurs et aux organes génitaux internes et externes ; principalement dans les grandes et petites lèvres.

Sa tolérance. — L'utérus revient sur lui-même sans douleur, surtout chez les primipares, c'est rare d'entendre celles-ci se plaindre des tranchées utérines après l'accouchement, à moins qu'elles n'aient fait des avortements ; l'utérus revient sur lui-même.

Ses rapports. — L'utérus est en rapport dans son développement avec la vessie et le rectum et avec tous les organes contenus dans l'abdomen.

Divisions de l'abdomen. — On divise l'abdomen en trois régions distinctes qu'il est utile d'étudier : l'hypogastre est la région inférieure du ventre, région ombilicale ou moyenne, l'épigastre est la supérieure :

1° *Région ou zone hypogastrique.* — La vessie en avant, l'utérus au milieu avec ses dépendances, et le rectum en arrière ; il y a deux fosses iliaques : une à droite, l'autre à gauche ;

2° *Région ombilicale.* — On voit au flanc droit le rein droit avec le côlon ascendant ; dans le moyen, les intestins grêles ;

3° *Région épigastrique ou zone supérieure.* — On y trouve l'estomac qui est un peu à gauche, la rate ou pancréas, le côlon transverse qui est en rapport avec les fausses côtes, l'hypocondre gauche ; dans l'hypocondre droit on trouve le foie avec le fiel et le canal codédoc, le tout séparé des côtes par le diaphragme, muscle pair qui sépare la poitrine d'avec l'abdomen. Dès les premiers mois de la grossesse, l'utérus s'abaisse sur le vagin et le vagin semble se raccourcir, entraîne la vessie en arrière et le fond de l'organe se porte dans la concavité sacrée et peut comprimer le rectum ; la sortie des matières fécales n'ayant pas lieu, survient la constipation, procure des douleurs et des hémorrhoïdes qui, plus tard, peuvent se rompre et amener des hémorrhagies, des trombus, etc. La vessie comprimée peut aussi être le siége d'une inflammation, d'un cystocèle vésico-vaginal, empêcher l'évacuation des urines, l'œdème peut être un obstacle et devenir le siége d'un anasarque, et plus tard amener l'éclampsie chez la primipare.

Compression des veines artères et vaisseaux lymphatiques. — L'utérus, en s'élevant, comprime les organes qui l'environne, les artères iliaques sont comprimées au-dessus du promontoire, et ne peuvent pas éviter que de s'engager et former des trombus, des varices, des hémorrhoïdes dans le rectum ; toutes ces varices ne sont autre chose qu'un développement partiel d'une artère ou d'une veine qui peuvent occasionner des hémorrhagies, si elles viennent à se rompre.

La compression des vaisseaux lymphatiques peut amener une infiltration générale, et surtout aux grandes lèvres, car j'ai vu une femme que j'ai accouchée de sa troisième couche, et dont les parties génitales étaient plus grosses que la tête d'un enfant ; les membres inférieurs comme un sac bourré de coton, le doigt enfoncé dans la peau y laissait l'empreinte. Eh bien ! trois jours après la couche, après avoir ordonné des tisanes de mauve, de violette, de tilleul et de bons bouillons, ainsi que la crême de riz, la face commença à diminuer, et à mesure que les seins se gorgeaient et que l'enfant têtait, l'infiltration diminua, soit dans les urines ou dans le lait ; au bout de huit jours, il survint la fièvre miliaire, et, les lochies suspendues, je mis les synapismes aux mollets, aux cuisses et enfin au creux des pieds ; les lochies reparurent dans 24 heures.

Traitement. — Le sirop de quinquina ferrugineux, le sirop de digitale, le vin vieux, le jus de viande, trois cueillerées de trois heures en trois heures, du bouillon dans l'intervalle et de la tisane de chiendent avec orge et lait.

L'enfant, retiré du sein, la femme fut rétablie dans deux mois (juin et juillet.) Elle s'accoucha un an après sans accuser d'autres symptômes d'infiltration et nourrit son enfant.

Etat pathologique survenu par une sécrétion quelconque. — Pendant les trois premiers mois, l'utérus s'abaisse et tiraille le ligament de l'ouraque ou ligament suspenseur de la vessie, c'est ce qui faisait dire à madame La Chapelle : « Ventre plat, enfant il y a ». En effet, le ventre semble aplati, mais le quatrième mois il augmente, et à mesure que l'utérus s'élève il se met en rapport : en avant, avec la face postérieure de la paroi antérieure de l'abdomen, et latéralement avec les fosses iliaques. Les ovaires ne fonctionnent plus pendant la grossesse, les corps jaunes qu'a laissé l'ovule en s'échappant ne disparaissent pas rapidement ; on a même trouvé, après l'accouchement, sur des cadavres, les trompes et les ligaments aplatis sur les parties latérales de l'utérus et le péritoine qui les recouvre supérieurement, prêtant à cette grande fonction une substance analogue à celle de l'utérus, aidant en quelque sorte à son développement.

Il peut survenir un état pathologique dans les sécrétions des membranes séreuses, des muqueuses ou synoviales. Les membranes synoviales sécrètent une abondance de synovie, les cartilages d'incrustation deviennent lâches ainsi que les cartilages inter-osseux et les ligaments qui les maintiennent se détachent des os et se réunissent les uns aux autres ; les muscles se détachent aussi, c'est ce qui procure des crampes, des fausses paraplégies et des rhumatismes pendant la grossesse ; crampes générales, habituellement dans les muscles des membres inférieurs ; troubles des sens, de l'ouïe, de la vue ; en un mot une femme peut être estropiée par le relâchement des articulations.

Relâchement des symphyses (ténesme). — D'un relâchement trop fréquent il résulte des mouvements graves, des symphyses ou des autres articulations ; dans les cas où ces sécrétions ont lieu, les os ne reviennent pas à leur état primitif ; cela donne lieu à un rétrécissement du bassin. Des tumeurs osseuses se produisent ou des déviations des os, tel que l'os du fémur dont on voit la tête sortir de sa cavité, et la personne être estropiée ; il survient des tumeurs dans beaucoup d'articulations, l'utérus, en s'élevant, entraîne la vessie et le méat urinaire. Celui-ci se trouve tiraillé, allongé derrière la symphyse des pubis et empêche les urines, cette évacuation est quelquefois impossible et il faut pratiquer le cathétérisme ; dans ce cas là, il est bon de se servir d'une sonde d'homme, parce qu'elle est plus courbe ; la pression exercée sur le col et le corps de la vessie amène le ténesme vésical.

Les femmes sont quelquefois dans l'impossibilité de se débarrasser des urines ; les sensations qu'elles éprouvent de ce chef ou la chaleur produite amènent : inflammation, échauffement, infiltration, obstruation de l'urèthre et des parties environnantes. J'ai vu des femmes avoir des boutons blancs analogues à des débris de choux-fleurs, en être débarrassées avec des bains de siége, la décoction des feuilles de noyer, de lierre, etc., être guéries dans une quinzaine de jours, uriner librement, continuer de faire leur travail journalier, tandis qu'auparavant elles étaient obligées de garder le lit ; d'autres ne pourront uriner que dans un grand bain ; ceci se passe habituellement dans les trois ou quatre premiers mois de la grossesse, surtout chez les primipares.

Diagnostic de la grossesse.—Pour s'assurer si une femme est enceinte, il faut en arriver à une exploration, surtout si elle est enceinte de deux à trois mois ; ce n'est qu'après quatre mois et demi qu'on peut se prononcer, quoique à trois mois, si on examine la femme, on trouve l'utérus comme une boule arrondie, qui est au niveau du détroit supérieur, et avec le doigt explorateur faire exécuter un mouvement de bas en haut ; alors la main qui repose sur le fond de l'utérus ressent parfaitement le mouvement et constate que la matrice est développée par un corps étranger. Les mamelles subissent un développement remarquable, elles sont douloureuses, elles se gonflent, le mamelon devient plus saillant, les vaisseaux grossissent et produisent des vergitures. L'auréole mouchetée devient brune ; plus la grossesse augmente plus elle brunit. Enfin, vers le sixième mois, les seins sont gorgés du colostrum ; l'auréole mouchetée se rembrunit davantage chez les brunes, principalement les vergitures sur l'abdomen et les fosses illiaques ; la ligne blanche se rembrunit aussi ; on voit souvent des marques sur la figure, sur les joues, sur le front ; les yeux cernés, enfoncés, des rougeurs sur la face, des céphalalgies, des vomissements, des envies de vomir, surtout le matin, et après le repas vomir certains aliments et garder les autres quoiqu'ayant été mangés les uns après les autres ; l'estomac en tolère quelques-uns et rejette les autres ; la constipation, la diarrhée, les douleurs abdominales sont tout autant de. symptômes de grossesse.

Signes de la grossesse. — Il y a des signes certains qui sont fournis par le fœtus ; ce sont les mouvements actifs, les mouvements passifs et les bruits du cœur, bruits cardiaques qui ressemblent au son d'une montre ; il y a double contact chez le fœtus que chez l'adulte ; chez celui-ci il bat de 60 à 70 pulsations par minute, et quand il y a danger pour le fœtus, il diminue insensiblement de 80 à 50 ; il y a alors danger de mort du fœtus dans le sein de sa mère; dans les cas de jumeaux, il est impossible de distinguer les pulsations ; on n'entend qu'un bruit général dans l'utérus, comme un vent qui souffle à travers une serrure ou le contact de deux montres ; par le palper on peut apercevoir les membres du fœtus comme une boule, tantôt à droite, tantôt à gauche, on peut la faire mouvoir de part et d'autre sans qu'elle imprime aucun mouvement actif; cependant l'enfant est vivant.

Les signes probables ou de présomption sont la suppression des règles, les seins se gonflent, deviennent douloureux, et il y a des picottements, l'auréole mouchetée se rembrunit, le mamelon devient érectile, le colostrum est apparent vers le cinquième mois, dès les premiers mois des vomissements, des envies de vomir, du dégoût (*pica malécia*), des odeurs différentes, des maux de tête, des bourdonnements d'oreille, troubles de la vue, syncopes, surdité, dentalgie, sécrétions plus abondantes des glandes salivaires et gastriques, des parotides sous-linguales, des maxillaires, gêne dans la respiration, dans la circulation, varices, hémorrhoïdes, crachottements, dépression ombilicale ; ceci se passe habituellement dans les trois premiers mois ; volume du ventre après le cinquième mois, difficulté pour uriner, rareté des urines, infiltration des membres inférieurs, altération dans le pouls qui devient plus plein et se charge de lymphe, de sérosité ; le sang s'appauvrit en quelque sorte et l'urine laisse un dépôt.

Signes de la grossesse. — Urines. — Si on examine les urines, on y trouve de la kyesteine, de l'albumine, du sucre, des sels, du sable, quelque-fois des globules de sang, et laisse presque chez toutes une couche graisseuse ; il y a tout autour du vase un dépôt blanchâtre ; chez les pléthoriques les phénomènes qui se rattachent à la femme grosse sont plus apparents de trois à quatre mois et puis tout disparaît, la femme se sent bien, mange, digère, travaille, tandis qu'auparavant tout lui répugnait ; on voit des rougeurs sur la face, des tintements d'oreilles ; la saignée pratiquée, on voit un très-petit caillot et d'autres fois il n'y a presque pas de sérosité ; ceci est un cas délicat : chez les unes le sang sera très-riche et chez d'autres très-pauvre, et les tempéraments sont cependant les mêmes, chez celles où le sang est riche en globules, il n'est pas si abondant, et chez celles ou il y a beaucoup de sérosité, le sang est plus pauvre mais il peut être plus abondant ; je parle ici pour les brunes foncées, les brunes claires fournissent le double et le triple de sang que chez les autres, elles sont plus sanguines et plus le sang est chargé de lymphe plus il est clair, et plus une femme en perd parce que les veines sont plus lâches ; le caillot présente une couenne blanchâtre et laisse une teinte verdâtre. Chez la femme grosse, le sang, au lieu d'être riche, devient plus pauvre, les globules diminuent, la fibrine devient plus con-sidérable, imite souvent l'inflammation chez les femmes enceintes et chlorotiques ; la chlorose, au lieu de diminuer, augmente, et souvent la grossesse est enrayée, l'avortement survient ou une maladie du fœtus (hydropisie, inflammation, etc.)

Pour combattre cette cause, il faut faire un traitement tonique, tel que le rôti, le vin de quinquina, les ferrugineux, etc.

Chlorose. — Inflammation. — J'ai vu déjà plusieurs cas de chloro-tiques chez des tempéraments différents.

Observation d'une chlorotique nerveuse, très-irritante. — Huit mois après son mariage, le sujet accoucha d'un enfant du sexe féminin ; présentation du siége, développé de six mois, putréfié, hydropisie générale de l'enfant ; dix mois après deuxième couche d'un garçon, hydropisie, encore développé de six à sept mois ; troisième couche, développé de cinq mois à peu près ; je le fis apporter à M. D...., professeur à Montpellier ; deux ans après son mariage, trois couches, même maladie des enfants. Après toutes mes exhortations de suivre un traitement : et de ne pas devenir grosse au moins d'un an, elle resta dix mois ; pendant cet intervalle de temps, la femme met embonpoint, devient fraîche et plus colorée, se développe davantage, le sang s'enrichit, elle devient enceinte ; au second mois, elle commence à perdre l'appétit et devient pâle, les yeux cernés ; il fallut commencer un traitement . vin de quinquina, ferrugineux, herbages, rôti, jus de viande, vin de Bordeaux, exercice léger en pleine campagne, ne rien faire dans la maison de fatigant ; à cinq mois, bandage abdominal jusqu'à la fin de la grossesse et le traitement continua jusqu'à la fin ; l'enfant à terme de neuf mois naquit vivant, mais avec une disposition inflammatoire à l'hydropisie, dans les membranes du crâne et dans les intestins. L'enfant était très-gros mais plein d'humeur ; à deux mois survient comme un coup d'air ; dans huit jours il fut pris d'une fausse pleurésie, mourut, et après sa mort il sortit des mucosités des narines et de l'eau en abondance ; tous les enfants issus des autres couches sont bien portants.

Chez une femme brune non chlorotique, j'ai constaté sur deux couches : une fois hydropisie abdominale et ancéphale et en second lieu putréfaction partout ; c'était la cinquième fois qu'elle accouchait

Maladie du fœtus pendant la vie intra-utérine. — Certaines maladies peuvent affecter le fœtus pendant la grossesse ; telles que : hydropisies, inflammations ou ne recevant pas assez de chaleur et de transpiration, parce que le sang de la mère est trop faible, ou trop altéré, soit par le caractère nerveux irritant, ou par une âcreté du sang ; ceci peut être commun aux deux sexes ; si l'homme a été atteint de maladies véné-

riennes, ou autres, ceci peut être la cause quo los enfants soient
malades dans l'utérus, et que quand on croit à une maladie antécédente,
soit du père ou de la mère, ceci tient souvent à la faiblesse du sang de
la mère, chlorose ou âcrété du sang ; dans ces cas-là, habituellement,
le cordon se grêle et finit par se détacher du fœtus, les veines se rompent et il faut que nécessairement l'enfant meure avant son terme ; dans
plusieurs cas que j'ai constaté de ce genre, il y a toujours eu corruption
des liquides amniotiques, une couleur verdâtre et le placenta toujours
à moitié putréfié, le cordon tout grêlé ; j'en ai reçu de tout âge : de trois
mois, de quatre, de six et à terme ; dans tous ces cas, j'ai remarqué une
affection putride ; soit du fœtus ou du placenta, et quelquefois dans la
suite de couches, une abondance de détritus de la muqueuse ou du
placenta maternel analogue à des débris de choux-fleur ; habituellement
j'ai remarqué chez ces femmes une maladie contagieuse : soit une tumeur
ou une fistule, aux yeux ou ailleurs, principalement aux yeux ; ces
personnes se plaignent toujours de quelque chose, ou de l'estomac ou
de la tête, des douleurs rhumatismales, pertes blanches très-abondantes,
démangeaisons de la peau, boutons, surtout aux parties génitales,
excoriation, etc. Cependant, ceci peut n'être tout bonnement qu'un
échauffement du sang, quelques bains suffisent pour arrêter ces indispositions, mais tôt ou tard le fœtus succombe ; chez d'autres, une vio-
lence, un coup, une chute, seront la cause de la mort du fœtus dans
la matrice, mais habituellement ceci tient à une maladie vicieuse du
père ou de la mère, ou vice du sang.

Maladies de l'œuf. —Pendant les premiers temps de la grossesse, l'œuf
peut être altéré, décomposé, en un mot peut affecter différentes formes
autres qu'un fœtus, il peut être comme un serpent, comme un poisson,
ou tout autre animal ; toutes ces formes sont habituellement vivantes
(monstruosités). Il peut se faire qu'il soit décomposé ; dans ces cas-là,
au lieu d'être un être, c'est une masse de chair non osseuse, analogue
au placenta ; ce n'est autre chose que le placenta et l'embryon réunis
ensemble ; l'embryon disparaît et il ne reste que les membranes ; les
veines et les artères augmentent de volume, forment ce qu'on appelle

une môle; il y a plusieurs sortes de môles, les unes sont charnues, les autres embryonnaires, vésiculaires ou hydatides et affectent différentes formes et volumes ; après onze mois, pendant lesquels cette pauvre femme croyait être hydropique, parce qu'elle avait eu ses mois, mais non d'une manière générale, je reçus la môle.

Môle charnue; Hémorrhagie. — Un jour elle fut prise d'une hémorrhagie grave avec des contractions intermittentes ; croyant à des coliques intestinales, le docteur fut appelé. Il ordonna l'évacuation des matières fécales, croyant à un accouchement, et des cataplasmes répétés ; plus on entretenait les cataplasmes, plus l'hémorrhagie était abondante et la femme tomba en syncope ; on appela un autre docteur, mais celui-ci étant absent, je le remplaçais provisoirement; en arrivant auprès de la malade, je constatais qu'elle était presque morte, elle avait perdu au moins 20 à 25 livres de sang, et je vis une tumeur qui était engagée dans le vagin; je prescrivis du seigle ergoté à haute dose, mais la femme ne pouvait pas avaler; je fis donner des fortifiants, mais me trouvant dans une campagne j'avais pour toute ressource du vin, de l'eau-de-vie et de l'eau. Enfin je mélangeais cette eau-de-vie avec de l'eau et du sucre et je lui en fis avaler quelques cueillerées ; quant elle eut repris connaissance je la questionnais; alors je vis réellement que c'était une môle et j'attendis l'expulsion, car mon intention était de bien rétablir le pouls de la femme avant d'essayer de l'extraire, mais M. le docteur M....., appliqua le crochet des forceps et amena la môle, l'hémorrhagie survint parce que l'utérus n'avait pas eu le temps de se contracter, et la femme mourut. La môle coupée en morceaux ressemblait à un gigot de veau; je vis des fibres longitudinales circulaires et transverses, etc.

A un endroit seulement, il y avait quelques intestins grêles et des petits os comme les os d'un poulet sortant de sa coquille ; la môle pesait 7 kilos, c'était une môle charnue, il y a des môles vésiculaires ; elles sont comme un bouquet de mûres; j'en ai vu une : elle pesait à peu près un kilog.

Môles idatiques ; Môles vésiculaires. — On rencontre chez les unes de l'eau, dans les autres du sang, et la masse n'est qu'une agglomération de fibres entre-croisées les unes avec les autres comme un placenta. (môles placentaires).

La môle hydatiforme et la môle embryonnaire sont habituellement des monstruosités, elles affectent différentes formes (diathèse), il y a aussi des idatiques, des môles charnues, vésiculaires, en grappes de raisins, etc. Ces sortes de grossesses s'accompagnent toujours d'hémorrhagies pendant la gestation ; la femme croit à un retard des menstrues, le poids varie suivant le cas ; il y en a de toute grosseur ; c'est très variable dans les différentes époques de l'expulsion et peu commun, car dans presque tous ces cas, la femme a des hémorrhagies, et c'est pendant le traitement qu'on obtient ces fausses grossesses.

La grossesse comprend tout ce qui se développe dans la matrice d'une femme adulte qui a subi les approches de l'homme. L'ovule fécondé peut s'aigrir, s'altérer et se décomposer ; voilà les monstruosités fœtales. La grossesse peut être gémellaire, tri-gémellaire, etc ; il peut se développer plusieurs fœtus dans la même cavité et être soudés les uns avec les autres ; ceci est assez commun, je n'en ai cependant rencontré que deux cas dans quatorze ans de pratique, dans le premier cas c'était deux jumeaux, ils se tenaient par les reins et dans le second cas par le flanc, et étaient unis simplement par une espèce de pellicule comme une vessie, séparés l'un de l'autre par une section ; ils étaient nés à terme de sept mois, l'accouchement fut très-long, (F.... à Gigean).

Les maladies qui peuvent compromettre la grossesse sont la syphilis, les cancers, les trombus et les sécrétions purulentes ou purit vulvaire, etc. ; toutes ces maladies peuvent compromettre l'existence du fœtus et le faire tomber avant sa maturité ou même rester dans le corps de l'utérus pendant un certain temps ; j'en ai observé trois successifs chez la même femme, et dans une quatrième couche l'enfant vint à terme et vivant. Dans le premier cas, à six mois, l'accouchement eut lieu par le siége, l'embryon avait succombé à une hydropisie, le corps était putréfié ; dans les deuxième et troisième cas, même maladie, même résultat ; après un traitement persistant par des fortifiants et des adoucissements, on obtint, à la quatrième couche à terme, un être vivant, mais présentant les mêmes caractères d'hydropisie. Il mourut à deux mois d'une pleurésie chronique aiguë. Depuis, trois autres couches eurent lieu chez la même personne et les trois enfants vivent encore, bien portants et n'ayant aucun symptôme des maladies antérieures (Gigean). Chez une autre femme, j'ai observé trois fois le même cas, cela provenait des âcretés du sang ou de maladies vénériennes antécédentes. Dans aucune des trois couches, l'enfant ne vint à terme. Chez cette dernière, aucun enfant n'a vécu. Après sa mort, le mari ayant contracté une seconde union, la progéniture présenta les mêmes caractères et aucun des trois enfants issus de ce mariage ne sont nés vivants (R... G...)

La fièvre typhoïde, la scarlatine, la rougeole, la petite vérole, le choléra, la pneumonie, la pleurésie, en un mot toutes les fièvres épidémiques et sporadiques peuvent compliquer les grossesses et amener l'avortement prématuré. Dans le cours de mes études pratiques, j'ai observé très-souvent, et chez un grand nombre de sujets, les mêmes cas.

De la grossesse. — La grossesse est l'état dans lequel se trouve une femme qui a conçu et qui porte en elle le produit de la conception qui doit se développer dans son sein et être expulsé, après sa maturité, par les voies génitales internes et externes de la génération.

L'accouchement doit être simple et doit se faire par les seules ressources de la nature.

De la grossesse gémellaire. — La grossesse gémellaire est celle où se développent plusieurs fœtus dans la cavité utérine ; on en a vu deux, trois, quatre, cinq, sept et jusqu'à neuf ; quant à moi, je n'en ai rencontré que trois ; deux à terme vivants, et un mort ayant atteint le terme de trois mois et n'ayant été expulsé qu'au moment de l'accouchement.

Voici les diverses positions dans lesquelles le fœtus s'est présenté à

la sortie : le premier par le sommet, le second par l'épaule droite et
le troisième adhérent aux deux placentas. Il était dans un état de putréfaction avancé.

Dans plusieurs grossesses gémellaires, j'ai remarqué que le premier
né venait toujours par le sommet et le second par le siége ou par le
tronc ; il faut alors aider l'accouchement par la version, si cela est nécessaire ; si l'accouchement se fait spontanément, l'intervention devient
inutile ; dans le cas contraire, il faut agir le plus promptement possible
afin d'éviter de graves hémorrhagies qui compromettraient la vie de
la femme, et souvent celle du second enfant.

De la grossesse en général. — On distingue dans la grossesse trois
périodes : la nerveuse, la pléthorique et la diathèse. La période nerveuse se fait du centre à la périphérie ; elle comprend : le picottement
des seins, l'abaissement de l'utérus, le tiraillement de l'ombilic, le
tiraillement des muscles, de l'ouraque, l'aplatissement du ventre, que
Mme Lachapelle a dénommé ainsi : « Ventre plat, enfant il y a » ; les
bâillements, les troubles dans la vue, congestion de la face, vomissements, envies fréquentes d'uriner, palpitations du pouls vaginal, coloration des parties génitales qui brunissent et deviennent couleur lie de
vin ; enfin la suppression des règles.

La pléthorique comprend : la congestion de la face, les rougeurs,
varices, hémorrhoïdes, constipations, congestion sanguine , avortement, etc.

La diathèse comprend : leucorrhée, flueurs blanches , sécrétions
sanguinolentes, hydropisies de l'utérus ; l'utérus peut contenir de
l'eau, du sang, du gaz, etc., qui font croire à une grossesse fictive.

Il peut survenir des trombus, soit de l'utérus, de la vessie, du rectum,
des calculs urinaires, des tumeurs, des polypes, des fistules, des cancers, etc.

Maladies qui peuvent compromettre la grossesse. — Les maladies
compromettant la grossesse sont en très-grand nombre. Les principales
sont : la syphilis, la rougeole, la variole, le choléra, les fièvres typhoï-

des, scarlatine, cérébrale, maligne ; tout autant de cas qui peuvent amener l'avortement ou l'accouchement prématuré et faire succomber le fœtus et la mère. Il est très-rare que l'hémorrhagie survenant, ne compromette pas leur existence.

Maladies de l'utérus. — Les maladies de l'utérus sont : inflammations de la muqueuse utérine, de l'ovaire, du péritoine, du vagin, cancer, trombus, polype, etc. Dans tous ces cas, la grossesse ne peut pas se développer et continuer sa marche. L'œuf n'a pas la propriété d'éclore ou d'arriver à son terme. L'avortement a lieu ordinairement de quarante jours à trois mois ; l'utérus ne chasse habituellement que des caillots fibrineux, des mucosités, etc. Les pleurésies, les fluxions pulmonaires, quand on pratique la saignée, amènent l'avortement et l'accouchement prématuré ; il s'ensuit toujours un cas grave pour la femme après l'accouchement. Il y a habituellement suppression des lochies et fluxion dans les parties supérieures.

Observation d'une fistule dans l'œil et polype dans l'utérus expulsé trois jours après l'accouchement — **B...** *à* **G...** 1ʳᵉ grossesse, — Avortement à trois mois, hémorrhagie ; 2° grossesse, — Repos absolu pendant toute la durée ; accouchement à terme ; enfant bien portant ; 3° grossesse, — Avortement à quatre mois ; 4° grossesse, — Repos interrompu par les soins donnés au dernier enfant ; hémorrhagie grave, accouchement à huit mois (sexe féminin), enfant bien portant. Je me trouvais seule avec la mère lorsque l'enfant sortit du sein maternel ; je le séparais après avoir fait une ligature du côté de l'enfant et une autre du côté de la mère, après avoir incisé le cordon ombilical. J'abandonnais l'enfant à lui-même pour ne m'occuper que de la mère, j'ouvris les fenêtres afin de laisser pénétrer l'air ; la femme était évanouie ; pour la faire revenir à elle je lui aspergeais la face avec de l'eau fraîche et j'en fis pénétrer quelques gouttes dans la bouche au moyen d'une grande cueillère en fer que je laissais entre les dents pour faciliter la respiration ; je me livrais à quelques tapotements assez vifs sur les joues et le creux des mains, afin d'amener une émotion quelconque qui lui permît de respirer, je comprimais en même temps l'aorte et je relevais les membres inférieurs afin de maintenir la circulation du sang au cœur ; je prescrivis du seigle ergoté : 2 gr. en trois paquets à prendre de 10 en 10 minutes; le sirop de fer à l'encre, une cueillerée à café tous les quarts d'heure et le vin de quinquina, une cueillerée chaque heure ; jus de viande dans l'intervalle jusqu'à ce que les pulsations du pouls soient rétablies.

Deux heures après, le médecin arriva et prescrivit une potion calmante pour arrêter les tranchés utérines; ce remède ne produisit aucun effet, les tranchées et l'hémorrhagie persistaient toujours.

Un second docteur, M. Mestre, appelé en toute hâte et voulant se rendre compte de la potion prescrite précédemment, alla s'assurer chez le pharmacien de la dose que contenait cette potion; il en fit une autre dans laquelle il doubla la dose et y fit entrer 5 gr. d'ergotine et 5 gr. d'extrait de rathania, 4 gr. sirop de pavot blanc, eau de fleurs d'oranger et sirop de limon, une cueillerée chaque heure. Au bout de 10 heures, il obtint un résultat complet et expulsa le polype entraînant à sa suite une grande quantité de matières purulentes; alors l'utérus revint sur lui-même; la femme se trouva mieux, mais la sécrétion laiteuse n'ayant pas lieu, il survint une fièvre putride. On tint une consultation entre MM. les docteurs M.... B.... V.... G.... qui décidèrent de continuer le traitement commencé par moi : alimentation ferrugineuse, consommé, jus de viande, vin de quinquina, injections aromatiques, repos absolu, etc.

Le quinzième jour l'état de la malade était amélioré, mais il survint une contrariété qui procura un frisson intermittent. Le même jour, voulant lui prodiguer les soins que nécessitait son état, je fus suffoquée par une odeur fétide et cadavéreuse, je ne pus administrer l'injection qu'à moitié; un quart d'heure après, renouvellement du frisson et accès pernicieux qui dura jusqu'au lendemain quatre heures, et la mort s'ensuivit. L'enfant fut confié à une nourrice d'une excellente santé, mais elle fut pendant quelque temps recouverte d'une éruption de la peau qui disparut avec le temps. Elle a aujourd'hui sept ans et jouit d'une santé parfaite.

De la grossesse en général. — La grossesse se divise en plusieurs catégories différentes qui sont :

1° *La grossesse simple :* un seul fœtus ;

2° *La grossesse gémellaire :* deux fœtus ;

3° *La grossesse tri-gémellaire :* trois fœtus ;

Ces sortes de grossesses se rencontrent assez souvent.

4° *La grossesse gastro-utérine :* dans celle-ci, l'utérus peut se développer ou être distendu par des gaz, des tumeurs, etc ;

5° *La grossesse ovarique :* l'ovule se développe dans l'ovaire où il séjourne, s'y dessèche et quelquefois forme des abcès ;

6° *La grossesse tubaire :* l'œuf se développe dans le canal de la trompe et celle-ci forme des kystes ;

7° *La grossesse tubo-ovarique :* elle prend sa source de la trompe à l'ovaire, s'y développe et s'y dessèche ;

8° *La grossesse tubo-abdominale :* une de ses portions tombe dans l'abdomen, entre les ligaments larges et le pavillon de la trompe Le placenta peut se trouver dans le pavillon et l'embryon dans le cul-de-sac postérieur ou antérieur ; c'est ce qu'on appelle grossesse extra-utérine.

9° *La grossesse tubo-utérine interstitielle :* une partie dans l'utérus, une dans son tissu ; une autre dans la trompe ; elle peut se mettre en rapport avec le péritoine et les intestins, et occasionner plus tard des tumeurs semblables à des cancers ;

10° *La grossesse tubo-utérine abdominale :* le fœtus se développe dans l'utérus, le cordon ombilical dans la trompe et le placenta dans

10

l'abdomen ; le fœtus, arrivé à son terme, sort de la matrice et naît viable. Le placenta n'est pas expulsé, sauf quelques membranes qui ont recouvert l'embryon ; ce qui a fait croire à certains auteurs que le placenta n'existait pas, j'ai pu cependant l'observer une fois, dans le cours de mes expériences pratiques, il formait une tumeur dans les parois abdominales et plus tard devenait une plaie qui laissait échapper des matières placentaires. Cette plaie persista pendant trois ans ; ce ne fut qu'à cette époque que la femme se rétablit.

Il existe aussi de fausses grossesses, simulées par des gaz dans les intestins et dans l'utérus ; hydropisie partielle et hydropisie générale, ce qui fait croire à une grossesse qui n'est qu'imaginaire.

Observation. — Mme B...., (Aveyron) était atteinte d'une hydropisie partielle qui prenait sa source au-dessous de la cheville gauche et qui se répandait dans toute la partie gauche, tant inférieure que supérieure ; cette hydropisie survint à la suite d'une suspension laiteuse ; l'utérus se développa comme à terme. Cette situation dura trois mois après lesquels se voyant délaissée par les secours de l'art, elle vint me rejoindre aux bains de Balaruc. Après un mois de traitement par les eaux thermales et quelques bains, la malade commença à éprouver un soulagement et une diminution sensible de l'hydropisie. Trois mois après, il ne restait qu'une hydropisie abdominale ; mais plus tard il se forma des plaies qui suintaient un liquide séreux abondant et Mme B.... fut obligée de revenir la saison d'après aux mêmes bains, où elle resta quinze jours et se rendit ensuite aux bains de mer. Après ce traitement, les plaies se fermèrent ; plus tard, elle devint enceinte et mit au jour un être parfait. Elle existe encore et se porte très-bien.

De la grossesse. — La grossesse est l'état de la femme qui a conçu et qui porte en elle le produit de la conception fécondée, qui doit se développer dans son sein et être expulsé après sa maturité par les voies internes, utérines, vaginales et externes de la génération, de là le nom d'accouchement ou parturition.

De la conception. — La conception a lieu par le rapprochement des deux sexes à l'état adulte et se reproduit par le coït : le sperme mâle est mis en contact avec le sperme femelle provenant de l'ovaire ; l'ovule en maturité s'échappe de l'ovaire et est fécondé en même temps que l'acte de la reproduction est consommé ; ceci a lieu par un mouvement péristaltique du muscle de la pudeur, de la membrane obturatrice interne et externe, du grand et du petit psoas, de l'utérus, des trompes de l'ovaire, et de tous les muscles accessoires.

Il faut que tout se produise en même temps, sans cela l'ovule n'étant pas fécondé tombe en débris menstruels. La femme porte en elle le germe et l'homme le sperme ou spermatozoaire qui contient des globules très-nombreux superposés les uns aux autres. Il y a des exceptions, car tous les êtres ne sont pas aptes à la reproduction ; certaines maladies enrayent les fonctions de reproduction et amènent la stérilité.

Cependant la stérilité peut provenir d'une inflammation de l'ovaire ou de l'utérus, et des maladies vénériennes. Cela est commun aux deux sexes.

Chez l'homme, les principales maladies sont la gravelle, la pierre, les sucres calcaires, etc.

Chez la femme, la stérilité peut provenir de ce que l'ovaire ne produit presque pas d'ovules.

Maladies de la grossesse. — Les maladies de la grossesse se divisent en trois périodes : 1° période nerveuse ; tous les organes éprouvent un certain ébranlement, tels que le dégoût, les vomissements, les aigreurs d'estomac, les maux de dents, affaiblissement de la vue, céphalalgie, gonflement des seins, picottements ; le mamelon devient érectile, l'auréole se rembrunit et devient mouchetée, dépression ombilicale, tiraillement de l'ouraque, aplatissement du ventre vers le matin, gonflement vers le soir, digestions difficiles, l'estomac rejette certains aliments et tolère les autres ; le pouls vaginal, la coloration des voies génitales, une chaleur plus active, les lèvres deviennent couleur lie de vin, les varices, la ligne blanche se rembrunit ; rhumes, crachottements, thyalisme, malaise général, suppression des règles, etc.

2° *Période pléthorique*. —Congestion vers la face, rougeurs, céphalalgie, bouffées de chaleur, congestions utérines, légères hémorrhagies, chaleur du vagin, quelquefois avortement , surtout chez les personnes sanguines. Il faut remédier à toutes ces complications de la grossesse par un traitement qui diffère suivant les sujets.

3° *période — Diathèse*. — Ecoulement glaireux vaginal, purit vulvaire, éruption des parties génitales internes et externes, vaginites granuleuses, leucorrhée, écoulement des glandes mucipares de la vulve, du vagin, du museau de tanche, arbre de vie où sont les œufs de Nabot ; toutes ces périodes diffèrent suivant les tempéraments.

Signes de la grossesse. — Les signes de la grossesse se divisent en trois sortes distinctes : 1° les signes sensibles ou probables et certains ; les premiers sont : la suppression des règles, les vomissements, les picottements des seins, la coloration de l'auréole, le gonflement des seins, le tiraillement de la face, les yeux caves et mornes, éblouissements, syncope, aplatissement du ventre ou abdomen, tiraillement de l'ombilic, la coloration du vagin, l'utérus se ramollit, la muqueuse se boursoufle, surtout au museau de tanche. Si l'on pratique le toucher le doigt rencontre, sous sa pression, un corps satiné semblable à un tapis de velours. Chez la primipare, le col est fusiforme et l'orifice est lenticulaire, reste fermé et se ramollit insensiblement de bas en haut, jusqu'à la fin de la grossesse, et ne s'efface qu'au moment du travail, c'est-à-dire lorsque commencent les contractions utérines ; le col s'amincit insensiblement jusqu'à dilatation complète ; sa circonférence n'étant pas frangée, n'offre ni échancrures, ni bosselures, tandis que chez la multipare le col est frangé et présente des inégalités : bosselures, déchirures, échancrures, et, au lieu d'être fusiforme, il est au contraire rétréci vers son milieu ; on peut même pénétrer, par le toucher, jusque sur la membrane de l'œuf; le ramollissement se fait du haut en bas. La dilatation s'opère plus facilement.

Signes probables ou de présomption. — Les signes probables ou de présomption sont : la suppression des règles, l'utérus augmente de

volume, s'élève graduellement jusqu'au détroit supérieur et le dépasse
insensiblement; grossissement du ventre; il se forme des vergitures,
apparition du masque sur la face et les bouts des seins ; la ligne blanche
se rembrunit, survient la constipation qui occasionne les varices et les
hémorrhoïdes, les vomissements cessent habituellement les troisième et
cinquième mois. Chez les chlorotiques, les premiers symptômes ne disparaissent pas complétement et persistent quelquefois, pendant toute la
grossesse, tandis que chez la pléthorique, après le troisième mois, tout
rentre dans l'ordre ; elle mange, digère, agit comme si la grossesse
n'existait pas, il ne survient habituellement que la céphalalgie, les
maux de dents et les crachottements; on aperçoit, par le palper abdominal, l'utérus en forme de boule arrondie s'agitant de droite à gauche
et de gauche à droite dans la région hypogastrique ; on reconnaît alors
que l'utérus se développe par un corps étranger ; on peut distinguer
le bruit du souffle et le colostrum dans les seins.

Signes certains. — Les signes certains sont fournis par le fœtus lui-
même ; ses mouvements sont actifs et passifs, il s'agite sur lui-même ;
change de place et surnage dans le liquide amniotique fourni par la
membrane blastodermique devenue l'amnios et le chorion ; la muqueuse
utérine se boursouffle et fournit une sueur visqueuse qui participe au
développement de l'embryon devenu fœtus vers le sixième mois de la
grossesse, et garde ce nom jusqu'à la fin. A partir du septième mois, le
fœtus est reconnu viable, le plus souvent il est très-frêle, pleure à
peine, ses cris sont plaintifs, l'écume lui sort par la bouche, le nez, et il
ne peut recevoir la nourriture qui lui est propre ; s'il la recevait, il se
développerait et pourrait vivre de la vie extérieure; ce qui arrive assez
souvent.

Par le palper abdominal, en plaçant une main d'un côté, et l'autre
du côté opposé, on imprime un mouvement ou choc par le contact
d'un corps vivant ou mort; on ressent alors le ballottement par l'auscultation ; on entend les bruits cardiaques du cœur qui ressemblent au
tic-tac d'une montre, occasionné par le double contact du pouls du

fœtus avec celui de la mère. Pour s'on assuror, il faut tâter le pouls de la mère, en même temps que l'oreille est en contact avec la partie moyenne de l'utérus, suivant les positions. Les bruits du souffle sont fournis par le contact des vaisseaux placentaire, fœtal et maternel.

Le stéthoscope est l'instrument dont on se sert pour l'auscultation ; l'oreille est préférable. Dans la première position, les bruits du cœur s'entendent à peu près vers le milieu de la ligne médiane, au-dessous de l'ombilic ; il en est de même dans la seconde position. Dans la grossesse gémellaire, on ne peut pas distinguer les pulsations ou palpitations ; on n'entend qu'un bruit semblable à celui que ferait du vent sifflant à travers une serrure. Ces bruits sont occasionnés par le contact des vaisseaux provenant du fœtus, suivent le cordon ombilical, se divisent dans le placenta, arrivent aux extrémités des cotylédons ; là naissent les veines qui retournent au fœtus, après que le sang a été régénéré, réchauffé par l'endosmose des deux placentas ; ceci commence vers les deuxième et troisième mois de la grossesse et finit à l'accouchement.

Du toucher. — C'est par le toucher vaginal que l'on peut reconnaître la grossesse ; on enduit l'indicateur d'un corps gras, après avoir placé la femme debout ou allongée, en ayant soin de faire replier les genoux au devant de l'abdomen, une main placée sur le fond de l'utérus, on imprime un choc de bas en haut, et alors on ressent le ballottement d'un corps qui flotte au milieu d'un liquide, et on aperçoit en même temps ses mouvements et ses inégalités fœtales, telles qu'un bras, un pied, une main, etc. On est alors sûr qu'il existe un être vivant. On s'assure de l'état du col suivant les degrés de la grossesse, de son ramollissement, de sa longueur et de sa composition ; les follicules sébassées sécrètent en grande abondance ; il survient des œdèmes, des infiltrations, des abcès, des varices, de la constipation, la dyssenterie, tout autant de cas qu'il faut combattre par des astringents et stimulants. Dans le cas de nasarque, le traitement devient sérieux ; il faut alors prescrire des ferrugineux, des rôtis ; en un mot, une alimentation confortable ; on ordonne aussi des bains entiers, sulfureux ou avec décoction de feuille de jusquiame, de la pariétaire, etc. ; quelques bains suffisent pour arrêter l'œdème ; pour tisanes, le chiendent, la fleur de sureau ou la seconde écorce du même arbre, mêlée avec du lait ; un traitement d'une quinzaine de jours suffit pour améliorer la situation. Quand les femmes sont bileuses ou constipées, il faut administrer quelques légers purgatifs, tels que la magnésie, à la dose de 25 gr., bouillon de poirée mêlé à d'autres herbages, des amers, de la camomille, de la centaurée, etc. Quelques tasses le matin à jeun, après le repas ; pour faciliter la digestion, du café, du thé, de l'oranger, etc.

Enfin on peut reconnaître dès le sixième mois et se prononcer s'il y a grossesse et si le fœtus est vivant ; on peut même se prononcer à cinq mois ; les pulsations sont de 120 à 130 par minute ; et quand elles diminuent de 80 à 60, il y a danger pour l'enfant, tandis que celui de la mère n'a que 60 à 70 pulsations par minute ; quand il dépasse cette limite, il y a fièvre ; cette fièvre peut être intermittente ou continuelle ; il faut surveiller la femme pendant la grossesse et surtout dans les suites de couche.

Du toucher vaginal et du toucher rectal. — Le toucher vaginal est le plus souvent pratiqué ; on peut le pratiquer la femme étant debout, accoudée sur un meuble, une chaise, etc., en même temps que l'indicateur est introduit dans le vagin, après avoir été enduit d'un corps gras, on constate si le bassin est libre et bien conformé, tant du côté de la vessie comme du rectum, et on en arrive enfin au cul-de-sac postérieur ; on s'assure si le promontoire ou angle sacro-vertébral n'a pas une saillie trop prononcée dans le bassin, qui pourrait empêcher la tête du fœtus de s'engager au détroit supérieur afin de sortir de sa cavité. Si le col est ramolli dans toute son étendue, si la dilatation est commencée et si rien ne porte obstacle à l'accouchement, l'exploration se fait de même la femme étant couchée ; cette position est préférable. Il faut constater aussi l'état de la vulve, des lèvres, du plancher périnéal, la conformation du bassin tant à l'intérieur qu'à l'extérieur.

Du toucher rectal. — Le toucher rectal est celui que l'on pratique le moins, il faut pour cela qu'il se présente des cas exceptionnels tels qu'un vice de conformation de la vulve du vagin : il y a d'autres cas où les deux conduits sont réunis, c'est alors que l'opérateur doit introduire un doigt dans le rectum et poser la main sur le fond de l'utérus, pour constater les degrés de la grossesse, les vices de conformation du vagin et du bassin, afin de s'assurer si l'accouchement nécessite l'intervention de l'art. J'ai observé un cas dans lequel le rectum était obstrué à l'extérieur et avait son ouverture dans le vagin, ce qui n'a pas empêché l'accouchement qui s'est terminé dans l'état normal.

Du pronostic. — Après s'être rendu compte, par le toucher et le palper, l'exploration finie on reconnaît si les signes tels que le volume du fœtus, de l'utérus, des vices de conformation de l'angle sacro-vertébral n'est pas trop prononcé, si le bassin est bien conformé, si malgré ses difformités l'enfant peut s'engager à travers ce canal, car il arrive quelquefois que des femmes parraissant bien conformées ont les diamètres du bassin rétrécis, tels que le diamètre antéro-postérieur du bassin ayant la forme d'un 8 de chiffre. Le diamètre oblique-ovalaire peut être rétréci d'un côté et large de l'autre, ce qui n'empêche pas l'enfant de s'engager et de sortir naturellement. D'autres fois, c'est le sacrum, les os du pubis, le coccyx qui présentent des angles ou saillies dans l'excavation ; il en est de même dans le détroit inférieur, les vices peuvent exister et les ischions n'avoir que quelques centimètres d'intervalle l'un de l'autre ; enfin le petit bassin ressemblant à un bassin d'homme, tout autant de cas nécessitant l'intervention de l'art ; l'accouchement devenant impossible.

Pronostic du fœtus. — Le fœtus peut présenter des difformités, telles que l'encéphale et l'hydropisie ventriculaire, plusieurs fœtus réunis ensemble, etc ; le pronostic est fâcheux pour la mère et pour l'enfant.

Hygiène de la femme enceinte. — L'hygiène de la femme enceinte consiste dans le choix des aliments, des vêtements, du travail, de ses exercices journaliers, nourriture à son goût afin que rien ne lui inspirant du dégoût, elle évite les indigestions et les vomissements ; il faut aussi éviter les lieux où il y a grande réunion de personnes, tels que les églises, théâtres, cafés, etc ; se garder aussi du froid par un choix de vêtements chauds, surtout en hiver, ainsi que des fraîcheurs, humidités ; ne pas faire de courses, soit en voitures ou à cheval, ne pas se livrer à des travaux pénibles, fardeaux, etc. Une fois ces prescriptions remplies, nous recommanderons encore à la femme grosse d'éviter tout ce qui pourrait lui nuire, afin de ne pas amener l'avortement, conséquence inévitable et fâcheuse de toutes ces prescriptions. Les rapprochements trop répétés des sexes vers le commencement de la grossesse et jusqu'au quatrième mois doivent être évités, car ils sont le mobile principal des avortements.

Observation. — Il m'a été donné d'observer, chez plusieurs femmes confiées à mes soins, ayant eu plusieurs avortements successifs provenant des rapprochements des sexes trop répétés, de proscrire ces rapprochements pendant toute la durée d'une nouvelle grossesse, et d'arriver ainsi à un accouchement à terme lorsque ces prescriptions avaient été suivies. Mon opinion, basée sur des faits indiscutables, est inébranlable.

Traitement. — Ferrugineux, promenades au grand air, bains de rivière, tisanes adoucissantes et émollientes ; éviter le contact des personnes et des choses qui répugnent ; les curiosités difformes, les bêtes fauves, la visite aux ménageries, en un mot tout ce qui peut amener une sensation pénible ou agréable.

Vomissement. — Quand les vomissements sont continuels, soit de la bile, glaire ou aliment, il les faut combattre par les eaux gazeuses telles qu'eau de Seltz ou de différentes sources, mêlées dans le vin et prises aux repas.

Après le repas, les boissons telles que le café, thé, oranger, etc., qui facilitent la digestion.

Aliments. — Il faut choisir ses aliments et prendre de préférence des herbages amers : chicorée, oseille, barbe-de-capucin ; les consommés, les jus de viande, les rôtis, principalement le gibier, etc. Quand les vomissements persistent, malgré tous les soins prodigués à la femme, si son existence est compromise, on convoque la famille qui prend une décision sur l'appel des hommes de l'art, et on provoque un accouchement prématuré.

Dimensions du fœtus. — L'ovule fécondé ; à peine a-t-il atteint la troisième semaine que l'embryon est distinct, il est courbe à sa partie supérieure, vermiforme, d'un blanc grisâtre comme un vers-à-soie, long de 4 à 7 mil., son poids est de 8 à 10 centigr. Au bout de la cinquième semaine, il a 2 cent. de long et pèse 1 gr. environ ; à quarante jours, les premiers points d'ossification, tels que la clavicule, les articulations, l'astragale, le tarse, le métatarse et les vertèbres, l'intestin s'étend dans le cordon ombilical.

A trois mois, on peut distinguer le sexe d'un enfant, mais difficilement, car la vésicule allantoïde n'a pas tout à fait disparu ; j'ai pu le constater chez des embryons dans les cas d'avortement, le cordon est très-court, le placenta et les veines sont petits et s'ouvrent en forme de parapluie.

L'embryon mesure alors de 4 à 5 cent. et pèse 45 à 50 gr.

A 4· mois, l'embryon prend le nom de fœtus ; l'accroissement est moins rapide vers la fin qu'au commencement ; il mesure de 15 à 20 cent. et pèse de 120 à 130 gr. Les fontanelles sont très-amples ainsi que les sutures ; les cheveux courts et argentés, les yeux caves, les os sont mous, la bouche est fermée, les muscles sont courts et ne sont pas développés, ne se réunissent pas en faisceaux ; la peau est d'une couleur rose-violacée, semblable à une muqueuse, et commence à peine à se couvrir de duvet ; l'embryon qui naît à cette époque n'est pas viable et ne peut vivre que très-peu de temps.

A cinq mois, sa longueur est de 20 à 25 cent. ; il pèse de 140 à 150 gr., on ne distingue pas de pupille.

A six mois, sa longueur est de 28 à 32 cent. et son poids de 500 à 550 gr.

A sept mois, il mesure de 32 à 36 cent. et pèse environ 750 à 800 gr.

La membrane pupillaire disparaît, les cils sont apparents et recouverts de poils, les gencives sont dentelées, les ongles sont très tendres et au niveau de la peau qui est rosée ; les os du crâne offrent une saillie à leur partie moyenne, surtout aux points où se développent les premiers points d'ossification ; chez le garçon, les testicules ne sont pas encore descendus dans le scrotum ; l'enfant peut vivre et devenir un être parfait; il prend sa nourriture, digère, fonctionne et est reconnu viable.

A huit mois, le fœtus augmente plutôt en grosseur qu'en longueur, il mesure de 40 à 46 cent. et pèse de 2 kilos à 2 kilos 1/2 environ.

A terme, il mesure de 45 à 60 cent. et pèse de 4 kilos à 4 kilos 1/2, il y a des exceptions car il peut peser moins et plus, j'en ai vu de 7 à 8 kilos, mais ce sont des exceptions.

Tête du fœtus à terme. — La tête du fœtus à terme présente une ovoïde dont la grosse extrémité est la postérieure et la petite la face, antérieurement; le crâne est formé par des os et des lignes fictives que l'on a désignés sous le nom de diamètre ; il y a trois sortes de diamètres : les antéro-postérieurs, les verticaux, les transverses ; le diamètre antéro-postérieur, qui s'étend de la bosse occipitale au menton, mesure 13 cent., mais il peut varier suivant les sujets ; le diamètre occipito-frontal, qui s'étend du front à l'occiput, mesure 11 cent. et peut varier aussi ; le diamètre sous-occipito-bregmatique mesure 9 cent., le diamètre vertical fronto-mentonnier mesure 8 cent. ; le diamètre trachélo-bregmatique mesure 9 cent. ; le bi-pariétal ou transverse a 9 cent. à 9 cent. 1/2 ; le bi-temporal a de 7 à 8 cent. ; le cervicaux-bregmatique a 9 cent. à 9 cent. 1/2, enfin les circonférences ; il y a autant de circonférences qu'il y a de sortes de diamètre ; la circonférence du diamètre occipito-mentonnier a environ 35 cent. ; l'occipito-frontal, de 30 à 32; l'occipito-bregmatique, de 25 à 26 cent., etc.

On étudie à la tête du fœtus neuf os ; chez l'adulte, il n'y en a que huit, dont deux frontaux, qui s'unissent après la naissance et n'en forment plus qu'un ; chez le fœtus : deux frontaux, deux temporaux, deux pariétaux, un occipital, un ethmoïde, un sphénoïde ; à la base du crâne, ils sont recouverts par les parties molles du cou ; on y étudie aussi six fontanelles : une antérieure, quadrilatère ; une postérieure, triangulaire ; deux transverses ; il en existe une de chaque côté de l'œil ; il y en a une derrière l'oreille dont on ne s'occupe qu'imparfaitement, car on a l'œil et l'oreille pour guides ; il suffit, dans l'exploration, de reconnaître l'antérieure et la postérieure.

Les sutures. — La suture sagittale, la suture coronale, la suture occipitale, celle-ci forme des plis et la tumeur sanguine appelée caput-succedaneum ; ce travail se fait après la rupture de la poche des eaux qui existe au devant de l'enfant pendant le travail, quand les êtres sont vivants ; pour bien reconnaître la présentation de la partie fœtale, il faut s'assurer si les faits ci-dessus énoncés sont exacts, tels que l'occiput, la face qui se reconnaît par le pavillon de l'oreille, les yeux, le nez, la bouche et le menton. Ne pas confondre le siége avec la face, car lorsqu'on introduit le doigt dans la bouche, l'enfant opère la succion, tandis que le doigt, introduit dans l'anus, en fait sortir le méconium ; le sphincter anal se contracte ; à côté, on reconnaît le sillon des fesses, la cuisse, le genou, la jambe et le pied. Les pieds ont deux bords, un mince externe et un interne épais ; ils se terminent par les orteils plus courts que les doigts ; pour la partie supérieure, il y a le cou, les omoplates, le moignon de l'épaule, le bras, le coude, l'avant-bras et la main qui se termine par les doigts dont les pouces sont éloignés des autres.

Position du fœtus dans le sein maternel. — Le fœtus est recourbé sur lui-même, de manière à présenter le moins de volume possible, mais après sa naissance, il tient beaucoup plus d'espace ; dans la matrice, il ne mesure que 36 à 38 cent., tandis qu'après sa naissance, il mesure de 45 à 60 cent. Le fœtus, courbé sur lui-même, la tête fléchit sur la

poitrine, les membres supérieurs sont croisés en forme d'X, les inférieurs fléchissent sur le ventre, le talon gauche est sur la fesse droite
et le droit sur la fesse gauche, les membres ainsi fléchis, le cordon
ombilical est libre de tout contact et le fœtus nage au milieu du
liquide amniotique : ce liquide est alcalin et gommeux et quelquefois
chargé de matières verdâtres, surtout lorsque l'enfant est malade ou
mort : le placenta peut être aussi putréfié, cela peut provenir du côté
du fœtus comme du côté de la mère ; si celle-ci est atteinte d'une maladie contagieuse utérine, telle qu'un cancer ou tout autre abcès, provenant d'une commotion : tout autant de cas qui corrompent le liquide
amniotique et atteignent le fœtus.

Parties recouvrant le crâne. — Les parties qui recouvrent les lobes
du cerveau sont : la pie-mère, l'arachnoïde, la bie-mère, celle-ci recouvre les os en dedans et celle qui les recouvre en dehors s'appelle la
dure-mère ; le tout réuni se nomme méninge. Le périoste est le cuir
chevelu et la plus externe de toutes les membranes ; il est recouvert de
cheveux ; on dit : la tête est molle ou sèche, suivant l'humeur des
sujets ; on dit aussi : inflammation de la méningite, axe cérébro-spinal ;
des sutures, des fontanelles, des organes des sens.

Le crâne contient dans sa cavité : le cerveau, le cervelet et ses annexes ; le cerveau se prolonge tout le long du canal rachidien et se termine
au sacrum en se divisant et se subdivisant par des ramifications
jusqu'aux extrémités des tissus ; le cerveau et le cœur, mis en contact
avec le souffle, sont le centre de l'âme, de la vie et de tout ce qui est
intelligent : l'homme proprement dit.

La face sert à loger les organes des sens, les os de la face sont les
deux frontaux réunis, les bi-malaires, un de chaque côté, les maxillaires supérieurs et les inférieurs. Les organes visuels tels que les yeux,
le nez, olfactions, odeur distincte, la bouche loge la langue, organe de
la parole, de la gustation, du goût, de la mastication et de la déglutition. Les oreilles sont les conduits auditifs : l'ouïe.

Diagnostic des présentations. — La présentation du sommet est la plus fréquente, la seconde ne se rencontre qu'une fois sur dix; la pré-, sentation de la face n'est qu'une variété du sommet, c'est-à-dire qu'au lieu de la flexion, il y a déflexion.

Présentation du tronc. — La présentation du tronc est l'épaule au détroit supérieur; la gauche comme la droite peuvent se présenter; cela tient souvent à la faiblesse de la matrice, au volume de l'enfant, ou peut être occasionné par une chute ou rupture prématurée de la poche des eaux, un mouvement brusque de l'enfant qui lui permet de s'engager, un bassin très-large, etc.

Présentation du siége. — Le siége se présente par la fesse droite ou la gauche, habituellement; le travail est plus long, la dilatation se fait plus lentement, la poche des eaux est volumineuse et souvent elle affecte la forme d'un boudin, surtout lorsqu'il y a procidence du cordon ou d'un membre; il faut prendre des précautions, surveiller et agir rapidement, afin de faciliter l'accouchement aussitôt que la dilatation est complète; c'est alors et presque toujours que les contractions cessent, ainsi que les douleurs expultrices et conquassantes. La sage-femme ou l'accoucheur doit commencer par ondoyer la partie du fœtus qui se présente; on arrive ensuite sur le membre en faisant des tractions; on arrive aussi à l'autre membre que l'on amène à l'extérieur et insensiblement les fesses, l'abdomen, les épaules, l'un après l'autre; arrivé au cou , on relève le corps sur l'abdomen de la femme, deux doigts dans la bouche avec la main gauche et les deux de la main droite sur la nuque; on imprime ainsi un mouvement de rotation et de traction; l'enfant est hors du sein de sa mère; il est censément asphyxié, il faut lui insuffler l'air dans la bouche pour arriver au poumon; il est préférable d'opérer bouche à bouche qu'avec l'instrument, l'opérateur avale une gorgée de rhum ou de fleur d'oranger qu'il lui insuffle afin de fortifier sa respiration; il revient insensiblement à lui-même, le cœur palpite et la circulation s'établit; l'enfant respire, crie; on lui donne alors quelques gouttes d'eau sucrée, on le réchauffe et enfin on le maillotte.

Diagnostic des positions. — La première position du sommet ou crâne; l'occiput correspond à l'éminence ilio-pectinée gauche et le front à la symphyse sacro-iliaque droite; le point de repère est l'occiput; le diamètre occipito-frontal du fœtus est en rapport avec le diamètre oblique gauche du bassin. Le bi-pariétal est en rapport avec le diamètre oblique droit, pour la première position. L'obliquité utérine est à droite et l'accouchement se termine spontanément (exceptions).

Dans la seconde position du sommet, l'occiput correspond à la symphyse sacro-iliaque droite et le front à l'éminence ilio-pectinée gauche. Le diamètre occipito-frontal est en rapport avec le diamètre oblique droit et le bi-pariétal avec le diamètre oblique gauche; l'obliquité utérine est à gauche. L'axe du détroit supérieur se place, comme dans la première position, dans le diamètre trachélo-bregmatique. Le travail est plus long, cela provient du trajet que la tête a à parcourir pour s'engager, descendre et être expulsée hors du bassin; les contractions sont plus lentes, chose remarquée par moi toutes les fois que je me suis trouvée en présence d'une seconde position.

Dans la troisième position, l'occiput correspond à l'éminence ilio-pectinée droite, et le menton à la symphyse sacro-iliaque gauche, etc.

Dans la quatrième position, l'occiput correspond à la symphyse sacro-iliaque gauche et le menton à l'éminence ilio-pectinée droite. Le diamètre oblique droit est en rapport avec le diamètre occipito-frontal, et le bi-pariétal avec l'oblique gauche :

1° Position occipito-cotyloïdienne gauche;

2° Position occipito sacro-iliaque droite;

3° Position occipito-cotyloïdienne droite;

4° Position occipito sacro-iliaque gauche;

Dans toutes ces positions, il y a des variétés; l'occiput peut être en arrière dans la concavité sacrée et la face en avant, le menton sous l'arcade pubienne (occipito-postérieure).

Variété des tempes. — La tempe droite comme la tempe gauche peuvent se présenter au détroit supérieur.

Occipito-antérieur. — La tête fléchit sur les épaules ; le cou et le sternum se présentent au détroit supérieur. Dans l'un et l'autre cas, l'enfant court de grands dangers ; on doit surveiller attentivement, aider les contractions et faciliter l'accouchement le plus promptement possible. Il est rare que, sur dix cas, on puisse sauver un enfant ; le cas est mortel pour l'enfant et la mère.

Présentations de la face. — Les présentations de la face ne sont que des variétés du sommet ; il y en a quatre comme pour la présentation du sommet ; celui-ci se défléchit et le front ou le menton sont les points de repère ; dans la première position, le menton est le point de repère ; dans la seconde position, c'est le front.

1° Position de la face mento-sacro iliaque droite ; il y a des variétés ;

2° Mento-cotyloïdienne gauche ;

3° Mento sacro-iliaque gauche ;

4° Mento cotyloïdienne droite.

La position de l'enfant peut changer pendant le travail ; par les mouvements qu'il exécute, il peut changer de position et l'accouchement se termine naturellement sans l'intervention de l'art.

Présentation du siége. — Dans la présentation du siége le point de repère est le sacrum, mais habituellement c'est une des fesses ; dans la première position, c'est la fesse gauche et dans la seconde c'est la fesse droite ; on ne rencontre habituellement que deux positions, mais il y a des variétés.

1° Position du siége sacro-cotyloïdienne gauche ;

2° Position du siége sacro-sacro iliaque droite ;

3° Position du siége sacro cotyloïdienne droite ;

4° Position du siége sacro-sacro-iliaque gauche ;

Présentations du tronc ou de l'épaule :

1° Céphalo-iliaque gauche ;

2° Céphalo-iliaque droite ;

Dans la première position comme dans la seconde, le travail est le même ; il faut pratiquer la version. Une fois là dilatation complète, il arrive habituellement que la poche des eaux est très-volumineuse, et qu'il y a procidence de la main qui fait saillie dans le vagin ; on réunit alors la famille et on lui donne connaissance de la situation. Le danger étant imminent pour les deux êtres, on en sauve un, si cela est possible, la mère principalement, mais il ne faut jamais se flatter de les sauver tous deux, car le cas est souvent mortel pour tous les deux.

On entend par présentation le rapport d'ensemble d'une des parties du fœtus avec un des quatre points cardinaux du détroit supérieur, dont une partie est susceptible de s'y engager : le sommet, la face, le siége et le tronc ; il comprend toutes les parties naturelles, artificielles, vices de conformation du fœtus, de la femme, etc.

De l'accouchement à terme. — On entend par accouchement ou parturition l'expulsion spontanée du fœtus viable ou mort à travers les voies génitales de la femme adulte ; l'accouchement peut être naturel ou artificiel. L'accouchement est reconnu naturel à partir du septième mois jusqu'au dixième ; avant ce terme, l'enfant ne peut pas vivre ou ne vit que quelques jours parce que ses voies digestives ou respiratoires ne sont pas assez dilatées ; il respire difficilement.

On divise l'accouchement en trois périodes : la première comprend la dilatation ; la seconde, l'expulsion ; la troisième, la délivrance.

On a donné à ces divers temps le nom de signes précurseurs ou prodromiques, physiologiques ou mécaniques ; les physiologiques sont dus à la mère et les mécaniques au fœtus ; les uns et les autres sont produits par la nature, ils protégent le fœtus dans le sein de sa mère, il a la forme d'une boule dans une vessie remplie d'eau qu'une main viendrait pousser à son ouverture et exercer une pression, c'est ce que fait la matrice en se contractant ; elle force le fœtus à s'ouvrir un passage à travers les parois internes et externes. Les parties solides sont les os qui forment le canal recouvert de parties molles ; le tout réuni contribue à l'accomplissement d'un accouchement naturel.

On divise ce travail en causes efficientes et déterminantes ; plusieurs auteurs ont donné leur opinion là-dessus, les uns veulent que les mouvements qu'exécute le fœtus soient semblables à ceux d'un poulet dans sa coquille lorsqu'il la brise pour en sortir ; d'autres disent que l'urine, accumulée dans la vessie et le méconium dans le rectum, obligent l'enfant à sortir ; d'autres expriment l'opinion que l'enfant, ne trouvant pas assez de nourriture dans la matrice, fait tous ses efforts pour en sortir ; d'autres attribuent à la disette du liquide amniotique le manque d'espace où se trouve le fœtus, l'utérus se contracte alors pour chasser le corps qu'il contient et, ne pouvant plus se développer, s'agace, les glandes mucipares augmentent et sécrétent en plus grande abondance, laissant tomber des glaires sanguinolentes, le col de l'utérus se ramollit et semble s'effacer ; l'enfant s'engage à travers les parois et alors surviennent les divers temps de l'accouchement : 1° temps d'attachement ou d'engagement ; 2° de descente, de rotation ; 3° d'expulsion, de délivrance et de suites de couche.

Les suites de couche se divisent aussi en trois périodes : la première comprend les trois premiers jours ; la seconde, la fièvre du lait, et la troisième sanguino-purulente.

L'utérus est un organe creux-musculaire tel que l'estomac, la vessie, le rectum ; ils se contractent tous pour chasser les corps qui sont contenus dans leur cavité ; mais il y a des sujets qui digèrent plus facilement et dont l'organe est toujours prêt à se débarrasser des matières ; d'autres, au contraire, qui sont plus rebelles et qui ne les expulsent qu'avec difficulté ; il en est de même de l'utérus, qui ne peut pas contenir l'embryon et qui le chasse avant le terme de neuf mois. Dans la première grossesse, l'accouchement a lieu à 4 mois 1\[2 ; dans la seconde, à cinq mois ; la troisième, à 6 mois 1\[2 ; la quatrième à terme ; le travail, les contractions se produisent comme à terme. Tous les enfants naissent vivants (Montpellier).

Traitement. — Le repos, les bains tièdes, les ferrugineux, le sirop de fer, des herbages, éviter toute impression heureuse ou douloureuse ;

dans l'intervalle de la grossesse, les bains de mer doivent être prescrits ainsi que ceux de rivière.

Dans la pratique, j'ai observé plusieurs fois ces cas-là.

Des signes précurseurs ou prodromiques qui se manifestent pendant la dernière quinzaine de la grossesse. — Les signes sont : l'affaissement du ventre, les sécrétions de l'utérus, semblables à une leucorrhée; il sort des mucosités de toutes les parties vaginales; les muqueuses et les tissus qui les entourent se ramollissent pour prêter ampliation à cette grande fonction; les mamelles sécrètent plus de colostrum et les globules sont plus apparentes; les bouts des seins sont humides et laissent tomber le colostrum; l'éponge se contracte avec douleur, les bouts sont douloureux, il survient des gerçures, des excoriations, des vergitures, etc. Les femmes digèrent mieux, sont plus gaies; les crampes dans les flancs, les lombes, les reins disparaissent; surviennent des envies plus fréquentes d'uriner, des douleurs abdominales, un poids vers les parties génitales, des fourmillements dans les mains, quelquefois démangeaisons de la peau, rhumes et toux, crachottements; enfin les contractions se déclarent, l'utérus durcit en même temps qu'il se contracte, envies fréquentes des selles répétées; la dilatation s'opère graduellement; suivant les tempéraments la poche des eaux se forme et se rompt, la partie fœtale s'engage et alors les contractions deviennent énergiques, intermittentes et douloureuses, les crampes dans les lombes se produisent et se manifestent dans les membres inférieurs.

Temps de descente. — La descente s'opère par divers mouvements : flexion, déflexion, rotation interne, pression; alors la tête se trouve sur le plancher périnéal, la femme supporte plus patiemment les douleurs parce qu'elles sont plus calmes; elle ressent alors l'approche de l'accouchement; elle cherche à échapper à la douleur, ne trouve aucune position qui lui convienne; elle se cramponne aux objets qui l'entoure; le diaphagme se contracte ainsi que les muscles abdominaux du bassin et du plancher périnéal; les ouvertures s'élargissent et le périnée se distend, les lèvres s'amincissent et finissent par laisser sortir la tête ou tout autre partie du corps du fœtus.

Le col de l'utérus est confondu avec le vagin, les parties fœtales remplissent toute l'excavation ; quand les contractions n'ont pas lieu d'une manière régulière il faut agacer l'organe avec le doigt en même temps que la contraction a lieu, c'est le meilleur moyen ; entretenir la femme par des fortifiants et l'alimenter suivant sa faiblesse ; s'il y avait des matières dans la vessie et l'intestin, il faudrait les vider ; si l'on s'aperçoit que le volume de l'enfant soit trop fort et qu'il ne puisse pas traverser le canal, on appelle un homme de l'art, qui applique les forceps ou le céphalo-tribe, il faut agir très-prudemment afin de ne pas amener la mort des deux sujets qui sont en danger, surtout chez les primipares ou chez les personnes qui sont excessivement musclées ou douées d'un embonpoint excessif ; le plus souvent cela tient à la résistance du plancher périnéal dont la dilatation se fait longtemps attendre, car le mouvement de rotation intérieure ne peut avoir lieu ; l'occiput reste fixé sous l'arcade pubienne et bouche le canal ; c'est alors qu'il faut faire exécuter le mouvement de rotation en imprimant quelques tractions, soit avec la main ou la branche des forceps.

Il en est de même dans toutes les présentations, qu'elle que soit la position ; il faut toujours bien surveiller la marche du travail, et prêter toute son attention aux symptômes des maladies puerpérales, telles que : hystérie, névralgie, épilepsie, éclampsie et surtout les hémorrhagies qui amènent presque toujours la mort des deux sujets lorsqu'il y a insertion vicieuse du placenta sur l'orifice utérin.

Période-expulsion. — Dans la période-expulsion tous les muscles réunis dans une même action se contractent, agissent suivant la volonté de la femme et facilitent la sortie de la tête ; on soutient le périnée ; on voit alors apparaître l'occiput à la vulve, le bregma, le front, la face, le menton ; il s'opère un mouvement de rotation externe ; on attend une nouvelle douleur, on relève la tête, on introduit le doigt dans la bouche afin de faciliter la sortie des glaires, et l'on va en même temps à la recherche de l'épaule ; l'on accroche l'indicateur au creux de l'aisselle, on amène le bras à l'extérieur, ensuite le second et on aide insensiblement à la sortie totale de l'enfant ; l'on évite ainsi, en ayant soin de regarder si le cordon ne forme pas de circulaire autour du cou, un étouffement possible et l'on empêche les accidents qui pourraient survenir à la mère et à l'enfant. Il faut toujours agir le plus promptement possible.

Une fois l'enfant sorti, il faut l'essuyer, le laver, sortir les glaires qui sont dans la bouche, le frictionner, le réchauffer, lui donner à boire, lui taper sur les pieds, jusqu'à ce qu'il respire et qu'il pleure ; on fait la ligature du cordon avec du fil ciré, on fait une ligature du côté de la mère et une autre du côté du fœtus en ayant soin de laisser 10 à 12 c. du côté de l'enfant en cas que l'intestin ne s'étende encore dans le cordon ombilical, car s'il était pris dans la ligature, il amènerait la mort de l'enfant.

On habille l'enfant, on lui couvre la tête à l'usage des pays où l'on se trouve, ainsi que le maillottement d'usage, en ayant soin auparavant de prendre une bande de fil et une compresse avec laquelle on enveloppe le cordon et on l'enroule autour du corps de l'enfant ; afin d'éviter le tiraillement de l'ombilic, on le couche du côté gauche de préférence, à cause du foie qui est du côté droit, en ayant soin de changer la bande toutes les fois qu'elle est sale ou mouillée ; on lui fait boire du thé mêlé avec un peu d'eau de fleur d'oranger pendant les vingt-quatre premières heures, afin de faciliter l'expulsion du méconium.

De la délivrance. — La délivrance est l'expulsion naturelle ou artificielle du placenta et de ses annexes. Les membranes de l'œuf, les caillots de sang qui sont accumulés pendant son développement. L'utérus, vidé de tous ces corps étrangers, revient sur lui-même à mesure qu'il laisse sortir les lochies proprement dites, il se rétracte pour revenir à peu près à son état normal. On divise les suites de couche en trois périodes : dans la première, le sang est rouge, mêlé à des caillots, des fibrines, etc. ; la seconde est la laiteuse, les lochies sont purulentes et dans la troisième période sont sanguinolentes, enfin le retour de couches, analogue à l'époque des mois ; la durée de ces trois périodes est de quinze à quarante jours après l'accouchement.

Des présentations et positions. — Il y a quatre présentations pour chaque position : quatre pour le sommet, quatre pour la face, quatre pour le siége et deux pour le tronc ; on entend par présentation, comme nous l'avons dit plus haut, le rapport d'ensemble des parties du fœtus, qui est susceptible de s'engager au détroit supérieur avec un des quatre points cardinaux, n'importe qu'elle présentation qui s'offre au toucher ; pour se rendre compte des présentations et des positions on a étudié le fœtus divisé en deux parties et l'on a rencontré dans une de ses parties : des plans, des axes, des lignes fictives et des circonférences déjà décrites au bassin et à la tête qui doit se conformer à la concavité du bassin naturel. Les rapports de la première position sont fournis par les moyens d'investigation : le palper abdominal, l'auscultation, les renseignements fournis par la femme ; l'obliquité à droite est le meilleur moyen de reconnaître la position ; l'obliquité à gauche pour la seconde position.

Position du siége. — Dans la position du siége le plus gros volume se trouve en haut, au niveau de l'ombilic, et la petite en bas ; cela provient que la tête est en haut et le siége en bas ; dans la position du tronc, l'obliquité est transversale, le ventre est en besace et retombe sur les cuisses ; il est aussi volumineux du côté du flanc droit comme du flanc gauche ; la femme éprouve un malaise général dans les cuisses ; dans la position des grossesses gémellaires, l'utérus présente la forme d'un cœur de carte à jouer : il y a habituellement une dépression au milieu du ventre et les flancs sont remplis habituellement par un fœtus placé de chaque côté, remplissant tout l'espace jusqu'aux côtes ; la femme est très-souffrante, gênée dans la respiration et dans la digestion.

Dans le cas où le fœtus est seul, il y a un vide dans les flancs ; on peut le faire mouvoir en tous sens, et reconnaître ses inégalités, ses mouvements actifs et passifs, les bruits du cœur vers la ligne médiane, tandis que quand il y a plusieurs fœtus il n'existe pas de vide ; on perçoit les bruits du cœur vers les flancs postérieurement, cela varie suivant la manière où il se place dans la matrice. La matrice affecte différentes formes suivant les parties qui se présentent ; par le toucher vaginal, on peut s'assurer si le col utérin est entr'ouvert, si le fœtus est vivant ; quelle est la partie qui se présente. L'occiput forme des variétés telles que : le menton, le front, la joue, la tempe droite ou gauche, l'occiput en avant, l'occiput en arrière, occipito-postérieur ; on en rencontre un cas sur trente, tandis que dans le siège, on en rencontre un sur cinquante ; dans la position du tronc on en rencontre un sur cent cinquante.

Des causes de la présentation, par Baudelocque. — Il avait attribué à la pesanteur que la tête ovoïde était plus en rapport avec le col et le détroit supérieur. Paul Dubois en fit l'expérience en pelotonnant le fœtus tel qu'il est dans l'utérus, le plongeant dans une baignoire, et il observa que c'était l'épaule qui arrivait la première au fond de la cuve, car la tête est la partie la plus lourde du corps ; c'est par le poids que la tête est entraînée au fond de l'orifice pendant le travail et le force à s'entrouvrir, ce qui fait que le travail est plus prompt dans ce cas que dans toutes les autres présentations.

Le foie est très-volumineux chez le fœtus, il est contenu dans la partie droite du thorax et de l'abdomen et permet à l'épaule droite de se présenter la première quand il y a faiblesse de l'utérus ou des parois abdominales, surtout chez les lymphatiques, pâles couleurs.

Celles qui se livrent à des travaux très-fatigants, telles que les boulangères, les blanchisseuses, les femmes de la campagne, les couturières, sont habituellement les sujets chez lesquels on rencontre les mauvaises positions et les pelotonnements du fœtus (exceptions).

Chez les animaux, on voit, sur toutes les races en général, que c'est la tête qui se présente la première, surtout chez la vache, la jument, la brebis, la truie, etc.

Dans l'espèce humaine on s'est souvent demandé pourquoi la tête

se mettait en rapport avec le détroit supérieur et pourquoi trouvait-
elle un point d'appui pour s'y mouvoir facilement et s'engager dans
l'excavation, plutôt du côté gauche que du côté droit, car le diamètre
oblique droit est raccourci par le rectum qui est à gauche. Il trouve
plus d'espace dans le diamètre oblique gauche; le transverse et l'antéro-postérieur sont soumis à des mouvements qui empêchent la tête
de prendre un point d'appui; de toutes ces opinions, en un mot, il résulte
que la nature est très-bizarre et tellement mystérieuse qu'il nous est
très-difficile de l'approfondir.

Mécanisme de l'accouchement. — *Première position.* — *Occipito cotyloïdienne gauche.* — Tous les auteurs y donnent ce nom; l'occiput
correspond à l'éminence ilio-pectinée gauche et le front à la symphyse
sacro-iliaque droite; le diamètre oblique gauche est en rapport avec
l'occipito-frontal, l'oblique droit avec le diamètre bi-pariétal, le plan
dorsal du fœtus est en avant et à gauche, le plan intérieur en arrière
et à droite, la face antérieure en rapport avec la colonne vertébrale, le
plan postérieur en rapport avec la ligne médiane; le plan latéral droit
avec le flanc droit de la mère, et le plan gauche avec le flanc gauche
de la mère.

Les membres inférieurs sont dans l'hypocondre droit et le sommet
dans l'hypogastre gauche ou fosses iliaques; avant la rupture de la
poche des eaux, la tête est entre la flexion et l'extension; après la
rupture de la poche des eaux, le premier temps commence et a pour
but d'appuyer le menton sur le devant de la poitrine, afin que le diamètre sous-occipito-bregmatique vienne remplacer le diamètre occipito-
frontal; le bi-pariétal ne change pas, l'axe du détroit supérieur passe
dans le diamètre occipito-mentonnier.

Dans le deuxième temps de descente, la tête parcourt l'excavation;
arrivée sur le périnée, elle force les muscles du plancher périnéal à se
distendre en se contractant et font exécuter un mouvement de rotation
intérieure à la tête qui a pour but de la ramener d'arrière en avant, de
gauche à droite, au-dessous de la symphyse pubienne, et la face vers la

concavité sacrée ; le diamètre sous-occipito-bregmatique suit la même direction que l'antéro-postérieur de l'excavation ; le bi-pariétal, le transverse ne changent pas.

Dans le quatrième temps d'extension ou de dégagement, on voit la tête se dérouler sur son axe et le plan dorsal du fœtus est en rapport avec la ligne blanche ou brune, suivant les auteurs ; mais, d'après moi, elle est blanche en état de vacuité et brune pendant la grossesse ; le plan antérieur est en rapport avec la vessie en avant et avec le rectum en arrière, il faut que l'un et l'autre soient vidés des liquides qu'ils contiennent ; l'occiput, sous l'arcade du pubis, puis le bregma, le front et tout ce qui caractérise la face.

Le cinquième temps, temps de rotation extérieure, a pour but de ramener l'occiput dans son état primitif ; les épaules qui sont placées dans le diamètre transverse ou bi-sciatique se mettent en rapport avec le diamètre oblique droit et gauche ; c'est habituellement l'épaule droite qui se dégage la première, l'occiput en arrière, et en bas de la grande lèvre droite, en même temps la face est en regard de la lèvre gauche.

Le mécanisme de la seconde position ne diffère que dans les diamètres et leurs rapports, c'est le sens inverse de la première position : occipito-sacro-iliaque droite ; l'occiput correspond à la symphyse sacro-iliaque droite et le front à l'éminence ilio-pectinée gauche ; le diamètre occipito-frontal est en rapport avec le diamètre oblique gauche du bassin et le bi-pariétal avec l'oblique droit, il ne diffère que de la durée du travail, des plans, des axes et des lignes fictives ; la descente et l'engagement sont les mêmes et ne diffèrent qu'à la sortie de la tête ; la face du fœtus regarde la face interne des lèvres et la cuisse gauche ; l'occiput regarde la face droite des lèvres et est à droite.

La troisième et la quatrième position ne sont que des variétés.

La présentation de la face n'est qu'une variété du sommet ou de l'occiput ; ce qui se présente peut-être le menton, la joue, le front, la partie droite ou la gauche ; si l'enfant est vivant, il se forme la tumeur sanguine facia-succedaneum, après la rupture de la poche des eaux,

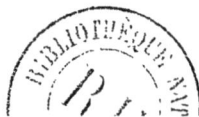

elle est plus volumineuse que dans les autres présentations, la partie fœtale ne s'engage pas facilement, elle est arrêtée au détroit supérieur parce que le sommet et la face présentent un volume plus considérable ; il faut tâcher moyen d'introduire la main dans le vagin et d'imprimer sur le menton un mouvement de pression afin de faire fléchir la tête sur le devant de la poitrine, en même temps que la contraction a lieu, la tête se fléchit et au lieu d'être la face, c'est l'occiput ; j'ai réussi plusieurs fois ; presque toujours, j'ai obtenu l'enfant vivant ; dans le cas contraire, la face s'engage autant que le lui permet la longueur du cou ; si l'occiput est fléchi sur les épaules, on voit apparaître le menton, la bouche, le nez, les yeux, enfin la totalité de la tête ; les veines et les muscles du cou sont excesssivement gonflés et distendus, l'enfant penche sa tête en arrière et la face est difforme ; il faut le coucher de manière à ce qu'il perde cette position. On met des compresses sur la face, du vin chaud ou de l'eau tiède, afin de diminuer la congestion, le fœtus finit enfin par prendre sa nourriture ; ces cas sont mortels pour la mère comme pour l'enfant, si l'on n'y porte pas toute l'attention possible.

La seconde position de la face n'est qu'une variété du sommet ; la première du sommet est la seconde de la face ; la seconde du sommet est la première de la face ; le mécanisme est le même et ne change que dans ses diamètres,

Mécanisme de la première position de la face mento-iliaque droite. — Le front correspond à l'éminence ilio-pectinée gauche ; le diamètre fronto-mentonnier est en rapport avec le diamètre oblique gauche du bassin, le bi-pariétal avec l'oblique droit, les rapports du fœtus sont : le plan antérieur, en arrière et à droite ; le plan postérieur en avant et à gauche, le plan latéral droit est à droite ; le plan latéral gauche est à gauche, avec ceux de la mère. Après la rupture des membranes, le premier temps commence, temps d'extension, le diamètre fronto-mentonnier remplace le mento-bregmatique ; deuxième temps d'engagement ou de descente, mouvement de progression de la tête qui, ne pouvant plus descendre, fait combiner le troisième et le quatrième temps de rotation interne, qui a pour but de ramener le menton sous l'arcade du pubis et l'occiput dans la concavité sacrée ; ce mouvement se fait d'arrière en avant, de droite à gauche ou de gauche à droite, suivant que le menton est en haut ou en bas le menton regarde en haut et l'occiput en bas ; dans le second cas, le menton repose sur le plancher périnéal et se montre à peine ; les épaules, l'occiput et le sternum tendent à s'engager en même temps ; l'accouchement devient impossible, à moins que l'enfant ne soit petit et le bassin très-large.

Dans tous les cas de présentation de la face qu'il m'a été donné d'observer dans le cours de ma pratique, j'ai presque toujours constaté la procidence du cordon ombilical faisant saillie autour du cou de l'enfant et amenant la strangulation; les veines jugulaires sont comprimées à un tel point que la circulation est interrompue. Le moyen le plus simple est d'avoir recours à la version podalique, avant l'engagement de la tête dans le détroit supérieur. Le pronostic de la présentation de la face est dangereux pour la mère et pour l'enfant.

Présentation et position du siége. — Dans la présentation du siége les moyens d'investigations sont les mêmes que dans les autres positions, sauf que l'utérus est moins volumineux au-dessus des pubis ou hypogastre ; il arrive jusque dans l'hypocondre droit et est alors plus volumineux parce que l'enfant présente la position assise ; en exécutant ses mouvements, le fœtus fatigue beaucoup la mère. Dans la première position, la tête est à droite et dans la seconde à gauche. Il peut changer souvent de position, et même exécuter des mouvements de culbute qui peuvent amener la tête à venir remplacer le siége. J'ai observé plusieurs faits de ce genre en examinant la femme à diverses époques de la grossesse ; ce n'est qu'au moment du travail que la position ne change plus.

Première position du siége sacro-cotyloïdienne gauche. — Dans cette position, le mécanisme se fait en cinq temps comme celle du sommet. — Premier temps : position assise ou amoindrissement qui a pour but de ramener les parties et de les pelotonner ainsi sur elles-mêmes afin de présenter le moins de volume possible pour s'engager à travers le canal qu'il doit parcourir; il n'en est pas toujours ainsi, car il arrive quelquefois qu'au lieu des fesses, c'est la partie inférieure de l'abdomen ; alors il y a déflexion des membres; on peut rencontrer le cordon ombilical qui fait saillie au détroit supérieur. Dans ces cas-là, l'enfant ne s'engage pas, la rupture de la poche des eaux est très-volumineuse et elle s'engage dans le bassin. Au moment où elle se rompt, elle entraîne avec elle le cordon ombilical en dehors de la vulve; elle peut entraîner aussi un pied, soit le droit ou le gauche, etc. L'opérateur maintient le cordon dans le vagin et arrive ensuite aux membres inférieurs, les saisit et les amène insensiblememt à l'extérieur ; il agit ensuite comme dans la version.

Dans la première position, le plan postérieur du fœtus est en avant et à gauche; le plan antérieur à droite et en arrière; le côté droit est en arrière et à gauche; le côté gauche est en avant et à droite, le diamètre est bi-iliaque et est en rapport avec l'oblique droit du bassin, l'oblique gauche est en rapport avec le coccyx pubien. — Deuxième temps de descente ou d'engagement. — La fesse gauche, qui apparaît la première, a remplacé la fesse droite pendant le mouvement de rotation interne, qui a pour but de ramener et d'imprimer un mouvement à tout le corps et l'amoindrir en quelque sorte ; alors les contractions agissent et forcent le siége à descendre, à arriver ainsi sur le plancher périnéal et apparaître à la vulve; on voit la fesse gauche apparaître sous l'arcade des pubis; le mouvement de rotation externe a lieu et la fesse droite sort la première, ensuite la gauche et le siége; on aide à la sortie des membres, on accroche avec l'indicateur le pli de l'aine et insensiblement on arrive au genou; on saisit ce membre et on l'amène à l'extérieur, ainsi que le second.

On imprime un mouvement de traction dans la direction oblique qui a pour but de ramener les épaules dans le bassin ; on dégage la première, ensuite la seconde; on relève l'enfant et on aide à la sortie de la tête ; on prend des linges chauds, on enveloppe l'enfant, en ayant soin de maintenir la circulation presque toujours interrompue ; on place l'enfant à cheval sur son bras gauche, les doigts de la main gauche sur le menton, la main droite derrière les pubis, les doigts appuyés sur la nuque ; on imprime un mouvement de flexion à la tête, du haut en bas, et d'arrière en avant, en même temps qu'on relève le corps de l'enfant sur l'abdomen de la mère, en ayant soin d'introduire le doigt dans la bouche au-dessous de la langue en forme de crochet ; en même temps, on imprime légèrement des tractions, on voit apparaître à la vulve (postérieurement) le menton, les joues, le front et la totalité de la tête.

L'enfant est hors du sein maternel ; on le frictionne et on lui procure tous les soins que nécessite son état ; on s'assure si le cœur palpite et pour peu qu'il y ait quelques palpitations, on le réchauffe avec des linges bien chauds, devant un grand feu, si cela est possible ; on lui insuffle de l'air dans les voies respiratoires et aériennes ; on se procure de l'ammoniaque ou eau-de-vie, on le frictionne partout avec la main ou un morceau de flanelle imbibé de ce liquide, principalement vers le cœur et les poumons antérieurement et postérieurement, tout le long de l'épine dorsale, ne pas cesser d'insuffler de l'air ; on resserre ses lèvres par intermittence chaque fois que l'air est introduit, afin qu'il pénètre jusqu'au poumon ; l'enfant commence à aspirer et finit par respirer ; on le sépare de sa mère et on le place de manière à ce qu'il ne soit pas gêné ; on y met des cruches de bière remplies d'eau chaude, des fers chauds ou des briques, enfin ce que l'on a sous la main, afin de le réchauffer et que la circulation du sang s'établisse dans toutes les parties du corps. Une fois la circulation bien établie, l'enfant se réveille de lui-même et exécute des mouvements, il crie et alors on l'emmaillotte ou on l'habille suivant les usages des pays. La délivrance se fait habituellement seule, en même temps que la sortie de l'enfant, un peu de temps après, car dans ces cas-là il y a presque toujours hémorrhagie parce que les vaisseaux utérins restent plus longtemps béants.

Dans la seconde position du siége, le travail est à peu près le même ; il ne change que dans ses rapports à moins qu'il n'y ait vice de conformation de la mère ou de l'enfant, il pourrait y avoir plusieurs vices chez l'enfant, car on a vu des cas ou au siége il y avait une tête adhérenté provenant probablement de la réunion de deux fœtus; j'en ai vu un cas-de ce genre dans l'Aveyron (Plaisance), la tête pendait aux parties génitales, en avant, et le siége en arrière naturellement; sur le corps de l'enfant développé.

La main gauche se composait de sept doigts, la tête de trois. oreilles, le crâne enfoncé et dont il ne restait que les deux frontaux et les os de la face ; sur le cou pendaient les parois du crâne en forme de bonnet de coton et descendaient jusqu'aux épaules; il vint au monde mort-né ; il existe encore un autre enfant de la même famille qui n'à qu'une jambe, la seconde n'est pas plus grosse qu'un doigt; j'ai vu un autre cas ou il n'existait que le bras droit et la jambe gauche ; l'enfant vécut plusieurs années ; on a attribué que c'était le cordon ombilical enroulé autour du membre qui était la cause de la séparation de ces parties.

Présentations et positions du tronc. — Première position : céphalo-iliaque-gauche ; — deuxième position : céphalo-iliaque droite ; — les diagnostics de la présentation du tronc sont fournis par les moyens d'investigations tels que les renseignements que la femme peut donner ; l'obliquité de l'utérus dans son diamètre est transverse ; l'utérus est placé transversalement et repose sur les os des iles; le ventre a la forme d'une besace et retombe sur les cuisses ; tout est libre au-dessus de l'ombilic ; en pratiquant le toucher, on ne rencontre le plus souvent que la poche des eaux et un corps mobile flottant dans le liquide amniotique, on ne peut encore se prononcer sur la présentation par la raison toute simple qu'il n'y a pas de parties fœtales fixes ; par le palper abdominal, en plaçant la main d'un côté des fosses iliaques, on sent une boule arrondie qui remplit ces fosses ; de l'autre côté, on retouche les inégalités fœtales ; on relève cette partie de l'utérus avec la main à l'aide d'un bandage pour la maintenir en place; bien souvent la tête descend et se fixe au détroit supérieur ; ce n'est que pendant le travail qu'on peut réussir à faire changer la position.

Si l'épaule s'engage, après la dilatation complète, on rompt la poche des eaux, on enduit sa main d'un corps gras; on la place en spirale, on introduit l'indicateur à la vulve, ainsi que les autres doigts réunis, le pouce dans le creux de la main afin de présenter le moins de volume, on suit la courbure du vagin, on introduit la totalité de la main, on arrive enfin au détroit supérieur; insensiblement la main arrive dans l'utérus et avec l'indicateur accroche le genou et le maintient dans la main, on l'amène dans le vagin et à l'extérieur si on peut; si cela est impossible, on amène toujours la jambe et le pied à l'extérieur, on l'attache avec un cordon de tresse pour le maintenir et ne pas le laisser remonter.

On s'assure aussi si le pied qui se présente est le droit ou le gauche; si c'est le droit, on agit avec la main droite; on fait des tractions sur ce membre jusqu'à ce qu'on puisse arriver au pli de l'aine, et alors on l'amène à l'extérieur; on déplie l'autre membre et l'on opère des tractions sur tous les deux, suivant la direction de l'axe et de l'excavation; on termine l'accouchement ainsi qu'il est décrit dans la présentation du siége.

Rapports de l'enfant dans la première position du tronc. — L'occiput est dans la fosse iliaque gauche et les pieds dans la fosse iliaque droite; le plan dorsal du fœtus est en avant, vers la paroi postérieure de l'abdomen, l'épaule droite est en avant et tend à s'engager au détroit supérieur; le plan antérieur du fœtus est en arrière, vers la colonne vertébrale et repose sur le promontoire, l'épaule gauche est en haut et en arrière; on reconnaît par le toucher le moignon de l'épaule; la clavicule, caractérisée par l'omoplate; en arrière de la symphyse du pubis sont l'épaule, le coude, la main, qui, une fois sortis, font vis-à-vis à la cuisse gauche; dans cette position, le pouce est en haut et le petit doigt en bas; le pouce désigne la tête et le petit doigt les pieds; l'avant-bras, la main, dont la face interne ou palmaire correspond en avant et à droite et la face externe correspond en arrière et à gauche.

Seconde position céphalo-iliaque droite. — Les rapports sont les mêmes, excepté le plan antérieur qui est en avant et le postérieur en arrière ; c'est habituellement l'épaule droite qui s'engage au détroit supérieur, l'épaule gauche peut s'engager comme la droite, mais c'est toujours du côté où est le pouce que se trouve la tête ; de préférence, l'opérateur doit introduire la main du côté où sont les pieds ; la main droite quand les pieds sont à gauche, et la main gauche quand les pieds sont à droite ; on termine l'accouchement le plus promptement possible (exceptions).

Après la rupture des membranes, le col de l'utérus revient sur lui-même, ne trouvant pas d'obstacle pour l'en empêcher, ce qui est souvent la cause de l'impossibilité de pratiquer la version, surtout quand il y a longtemps que la poche des eaux est rompue, et alors l'utérus, en se contractant, s'appuie fortement sur l'enfant ; on prépare un grand bain avec du son ou de la farine, et lorsqu'il est tiède, on y fait entrer la femme en ayant soin d'élever progressivement la température ; on prend alors de l'extrait de belladone ; on en imbibe un peu de coton ou de charpie, 3 à 4 gr. environ, on le pousse avec l'indicateur jusque dans le col de l'utérus, on le barbouille. La femme doit séjourner dans le bain autant qu'elle le peut, une heure environ, on lui administre des fortifiants tels que du café, du rhum, de l'eau de fleur d'oranger, quelques gouttes de laudanum, afin de la tonifier ; puis on la sort du bain, on l'enveloppe dans une couverture de laine bien chaude, on prépare le lit en ayant soin de placer une planche au-dessous du matelas, on couche la femme en travers du lit, on a des aides pour la soutenir ; l'opérateur essaie de faire la version, la main enduite d'extrait de belladone agace l'orifice, arrive enfin dans l'intérieur et pratique la version, mais non pas facilement, car elle rencontre beaucoup d'obstacles provenant du pelotonnement du fœtus ou de la résistance de l'utérus qui, en se contractant, paralyse la main de l'opérateur qui, malgré cela, ne doit pas moins insister en introduisant l'autre main avant de sortir la première pour la laisser reposer. On fait laver celle-ci avec de l'eau-de-vie et du savon pour éviter l'inflammation qui pourrait survenir à la suite de son exploration dans la matrice, ainsi que la communication de maladies contagieuses; on persiste, soit d'une main, soit de l'autre, jusqu'à la délivrance. Quoique la femme soit en danger, il faut toujours insister à entretenir ses forces en l'alimentant autant que son état le permet; la femme se rétablit habituellement, mais il est rare que l'enfant survive; sur 36 fois qu'il m'a été donné de pratiquer la version, toutes les femmes ont survécu, mais il n'est resté que trois enfants vivants; sur les 33 autres, les uns sont morts-nés et les autres n'ont vécu que quelques heures ou quelques mois. On attribue les causes de la présentation du tronc à la faiblesse de l'utérus et des parois abdominales, à un grand ou à un petit bassin, à une chute, un choc, même un faux pas, surtout chez les personnes portant journellement des fardeaux, ou celles qui sont maltraitées, en un mot, tous les accidents que la nature peut produire, car cette présentation ne se rencontre que très-peu, même chez les femmes ayant eu plusieurs couches (1 fois sur 8).

L'opération terminée, on lave avec soin les parties génitales internes et externes de la femme, on les essuie, on y met des compresses avec de la décoction de mauve, de graine de lin ou de fleur de sureau, on les change souvent; on les entretient enfin d'une manière convenable et propre surtout, il faut aussi changer les linges du lit et ceux du corps, afin d'éviter les fièvres qui pourraient survenir, telles qu'une métro-péritonite ou les abcès des parties génitales, escharre, trombus, fistules de la vessie ou du rectum, inversion de l'utérus, suites de couches naturelles ou non naturelles.

Délivrance. — La délivrance est l'expulsion spontanée ou artificielle du placenta et de ses annexes, restés dans l'utérus après la sortie du fœtus; elle a lieu habituellement de quinze à vingt minutes après l'accouchement à moins qu'il ne survienne des complications qui obligent l'opérateur à l'extraire sur-le-champ; par exemple, lorsque l'utérus revient brusquement sur lui-même, cas qui se présente quelquefois chez la primipare ou chez les personnes s'irritant facilement; l'utérus se contractant en sens inverse peut aussi amener les mêmes complications; il faut alors maintenir le cordon et appuyer la main sur le fond de

l'utérus, le frictionner insensiblement en imprimant une pression, en
même temps que l'autre main suit la direction du cordon dans le vagin
et arrive enfin à la masse placentaire ; les doigts exercent une pression d'avant en arrière et de haut en bas ; le décollement se fait insensiblement, bouche l'orifice utérin, lui sert de tampon ; l'utérus se contracte et aide en quelque sorte à la sortie, en même temps on imprime
au placenta un mouvement de rotation pour diminuer son volume et
par le moyen de ces torsions amener les membranes qui pourraient
être retenues par la matrice ; en opérant ainsi, elles entraînent les
caillots à leur suite ; il arrive souvent que la femme se trouve seule
ou avec des personnes inexpérimentées qui, recevant l'enfant sans faire
de ligatures du côté de la mère occasionnent, sans le vouloir, la mort
du sujet ; j'ai rencontré plusieurs fois ce cas dans la pratique. Ayant
été appelée, quelques heures après l'accouchement et lorsque l'on
croyait la femme complétement morte, je reconnus les palpitations
au cœur, je pratiquais l'extraction du placenta, insistant pour cette
opération, et je puis assurer que, sur six cas, j'en ai réussi trois ou le
sujet a survécu (Aveyron), pays où les femmes se donnent mutuelle-
ment des soins, et où les accidents mortels se rencontrent par consé-
quent très-fréquemment.

Après la sortie du fœtus il ne faut pas négliger de prendre le plus de
précautions possibles afin d'extraire complétement et les cotylédons et
les membranes, ainsi que les caillots ; car lorsqu'il en reste et qu'ils y
séjournent, ils se gangrènent et amènent l'inflammation de la muqueuse
et de toutes les parties environnantes ; ils amènent aussi des accès
pernicieux, des fièvres putrides, des métro-péritonites, des péritonites,
des éclampsies, en un mot toutes les fièvres puerpérales qui surviennent
habituellement et qui occasionnent presque toujours la perte du
sujet.

Cependant, en prenant de grandes précautions, on peut parvenir à
rétablir le sujet qui revient à la santé. Les trois personnes citées plus
haut en sont un exemple frappant, car elles vivent encore, ont eu d'au-

tres grossesses très-heureuses, et jouissent d'une santé parfaite. (Je puis au besoin citer les noms et les localités).

Quand la délivrance est naturelle, l'utérus se contracte, le placenta se décolle et sort naturellement ; on fait quelques tractions sur le cordon, la main appuyée sur le fond de l'utérus, on amène la contraction en même temps que l'on imprime des mouvements de torsion au placenta. Une fois sorti, on lave les parties génitales, on y met un linge propre qu'on a soin de remplacer toutes les fois qu'il est mouillé. Quand aux jumeaux, il y a habituellement deux placentas, qui sont adhérents l'un à l'autre ; on commence par extraire le premier et ensuite l'autre, qui vient habituellement, moyennant qu'on fasse des tractions sur le second cordon ; car, ordinairement, ils ne sont adhérents que par les membranes ; c'est très-rare qu'ils soient séparés l'un de l'autre, car le plus souvent ils n'en forment qu'un seul très-volumineux. On l'accroche avec le doigt et on l'entraîne par un de ses bords jusqu'à l'extérieur ; s'il n'est pas tout à fait décollé, on le décolle insensiblement.

Quand il y a plusieurs enfants, il y a aussi plusieurs placentas unis ou séparés ; à chaque enfant qui sort du sein maternel, on a le soin de faire une ligature du côté de la mère et une du côté du fœtus jusqu'à ce que le dernier enfant soit sorti ; ce n'est qu'après la sortie du dernier enfant que l'on commence à faire des tractions sur le premier cordon, le second, le troisième, etc. On les entraîne les uns après les autres jusqu'au dernier ; je n'ai rencontré qu'un seul cas tri-gémellaire dans lequel deux praticiens avaient été appelés à prodiguer leurs soins avant moi ; en arrivant, je vis deux enfants dans un berceau, la mère dans le lit en proie à d'affreuses douleurs, abandonnée aux seules ressources de la nature ; après l'exploration, je constatais qu'il existait encore un être vivant ; dans cet intervalle, j'avançais la main jusque dans l'utérus et elle se trouva en contact avec les deux cordons ombilicals des deux fœtus précédents ; je poussais plus loin l'exploration et j'arrivais aux membres du troisième fœtus, je les saisis et je les amenais à l'extérieur ainsi que la totalité du fœtus ; je parvins sans efforts à amener le troisième placenta, ainsi que le second et le premier. L'utérus revint sur lui-même, la sécrétion laiteuse eut lieu, la mère nourrit ses trois enfants avec l'aide d'une nourrice, en lui prodiguant le lait d'un commun accord et sans distinction; il n'y eut qu'un seul décès à constater et encore provenait-il d'un accident. A l'âge de dix-huit mois, l'enfant, s'amusant à faire des globules dans une pièce d'eau, se laissa glisser, tomba et se noya. Les deux autres vivent encore et ont aujourd'hui neuf à dix ans. La mère et le père jouissent d'une bonne santé.

Hygiène de la femme en travail. — Arrivée auprès d'une femme en travail, la figure de l'accoucheuse doit être gaie, souriante et se familiariser au plus vite avec la malade, rire, plaisanter, entrer en conversation badine, lui demander si elle souffre et qu'elle est la partie qui lui fait le plus de mal; si c'est la tête, le bras ou tout autre partie du corps, et, suivant ses réponses, on se rend compte si ce sont des douleurs étrangères, le début d'autres maladies telles que l'éclampsie, la fièvre typhoïde, fluxions de poitrine, points de côté, etc., si ce sont des douleurs abdominales ou maux de reins, si elles aboutissent à la partie inférieure du sacrum, si l'utérus se contracte, si la douleur est intermittente, si les glaires se manifestent d'une manière plus abondante, en un mot, quel est le point où la douleur vient se perdre, si c'est au sacrum et à la vulve; si les contractions sont intermittentes, c'est un signe de début du travail, si, au contraire, la douleur va se perdre dans l'une ou l'autre épaule, c'est le signe d'une douleur rhumatismale ou d'un point de côté; si la douleur rhumatismale a lieu dans les flancs ou les reins proprement dits, cela peut provenir d'une inflammation des glandes reinales, disposition à l'ictère de la femme grosse, qu'il faut combattre par des amers et des laxatifs; si c'est la tête, bien observer le point où se perd la douleur; si c'est de la bosse frontale au trachélo ou au-dessous de l'occiput, formant un cercle, qui occasionne l'affaiblissement de la vue et la perte partielle de la mémoire. La contraction de la face, la paralysie de la langue, l'affaiblissement de l'ouïe, les yeux hagards, sont tout autant de symptômes de l'éclampsie qui procurent à la femme des attaques dont les contractions amènent l'inversion de tous les muscles. L'hystérie est une prédisposition à l'éclampsie, ainsi que la névralgie.

Il arrive souvent que les femmes croient à un début du travail, tandis qu'au contraire ce n'est que les entrées des mois. Quand la dilatation du col n'a pas lieu et que l'on est bien renseigné sur l'époque des règles, on essaie de calmer ces douleurs par des calmants, tels que les lavements de pavot, quelques bains de siége avec de la décoction de mauve, de pariétaire, de têtes de pavot, de son; on réussit habituellement à calmer les douleurs avec ces prescriptions, mais il faut avoir soin de vider la vessie et le rectum ; par le toucher vaginal on se rend compte du travail ou de tout autre cause qui pourrait amener les maladies citées plus haut; on arrive à l'exploration interne et externe ; on s'assure des positions, des présentations, et enfin un diagnostic certain. Si la femme est en travail, on la fait placer dans la position qui lui convient, jusqu'à ce que la dilatation soit à peu près complète, alors on fait coucher la femme, on attend, on surveille le travail et l'on observe toutes les complications qui pourraient survenir. S'il survenait des accidents sérieux, il faudrait, dès que les symptômes se manifestent, appeler les hommes de l'art.

Durée du travail. — La durée du travail varie suivant les sujets, mais elle est habituellement de 4 à 10 heures, il y a des exceptions ; J'ai vu des femmes rester avec les douleurs deux, trois, quatre et cinq jours ; le travail s'arrête et reprend quelquefois au moment où on s'y attend le moins ; trois ou quatre douleurs suffisent pour amener l'expulsion ; la faiblesse de la femme ainsi que de la matrice peut provenir d'une sensation pénible ou agréable, un refroidissement, une contrariété, un rhumatisme utérin, tout autant de cas observés par moi et qui ont amené la suspension du travail. Il faut, malgré tout cela, que la présentation soit franche pour obtenir un bon résultat.

D'autres fois, l'utérus se contracte énergiquement et n'aboutit à aucun résultat; il faut administrer des calmants afin de diminuer les douleurs et de faciliter l'accouchement. Le travail s'opère lentement, le bourrelet du museau de tanche s'amincit, et malgré tous les efforts que la nature peut produire, il arrive quelquefois que ce bourrelet accompagne la tête jusqu'à la vulve ; on peut le distinguer par sa couleur violacée, en ayant soin d'agir avec ménagement car on pourrait amener une descente de matrice en même temps que la sortie de l'enfant.

En pratiquant le toucher on reconnaît que l'orifice utérin revient sur lui-même après la contraction, tandis que pendant la contraction, il s'élargit et se colle sur la tête de l'enfant ; quand il en est ainsi, le travail marche rapidement ; pendant l'intervalle de la contraction, le doigt ne rencontre aucun obstacle, les parois utérines se laissent distendre facilement, on peut constater toutes les inégalités qui se présentent et se prononcer sûrement ; quand la poche des eaux est fermée, il faut s'abstenir de pratiquer le toucher parce qu'elle pourrait se rompre ; il est bon qu'elle ne se rompe qu'au moment de l'expulsion, mais il n'en est pas toujours ainsi, car il arrive souvent que les membranes de l'œuf se rompent longtemps avant le terme même de l'accouchement, ce qui occasionne les accouchements prématurés, car toutes les fois que les membranes de l'œuf sont rompues, il faut que l'accouchement ait lieu ; le liquide s'échappant à travers l'orifice l'agace et amène les contractions utérines ; le travail est très-long, très-pénible, l'accouchement se fait à sec et habituellement entraîne la mort de l'enfant, surtout lorsqu'il ne vient pas à terme.

Des contractions utérines. — Les contractions utérines sont la cause efficiente de l'accouchement ; elles sont dolores et indolores, involontaires, intermittentes et générales, car toutes les femmes en souffrent plus ou moins : les unes ne ressentent presque rien, les douleurs passent inaperçues, elles n'éprouvent que des pressions comme lorsqu'on veut aller à la selle, des douleurs expultrices, temps d'expulsion ; dans tous ces cas, la dilatation se fait spontanément et l'accouchement est heureux. Il survient quelquefois des hémorrhagies ou des inversions de la matrice et alors il faut que la femme observe le repos le plus absolu ;

pour que les contractions soient bonnes, il faut qu'elles soient intermittentes, régulières et que la durée de l'une ou de l'autre soit la
même, alors les fibres longues, transverses et longitudinales se contractent
pour forcer les circulaires à s'élargir, se ramollir et prêter ampliation
pour l'effacement du col, mais, dans l'intervalle, ils se raccourcissent et
il leur faut autant d'intervalle pour se raccourcir que pour se contracter,
résultat de l'intermittence ; la dilatation se fait habituellement de dedans
en dehors et du haut en bas, afin que les contractions soient bonnes et
qu'elles suivent la direction de l'axe du détroit supérieur, c'est-à-dire
que la douleur soit d'arrière en avant vers l'ombilic et du haut en
bas, et qu'elle se termine à la pointe du coccyx ou à l'avant-dernière
pièce du sacrum ; il survient très-souvent des crampes, des douleurs
lombaires, des douleurs de reins très-prononcées qui sympathisent
avec celles de la tête et suivent la direction du canal rachidien dont
les nerfs arrivent jusqu'à l'orifice utérin, ce qui est la cause principale des maux de reins ; les nerfs du col sont plus sensibles que
ceux du corps, ceux du col viennent du grand-sympathique et ceux du
corps des ovariques. Les uns appartiennent à la vie de relation et les
autres à la vie animale.

Position de la femme. — La femme doit être couchée sur un corps dur
tel qu'une planche mise au-dessous du matelas, il faut la maintenir par
les épaules afin que pendant la douleur elle puisse se cramponner,
soutenir les genoux, la tenir couverte, afin que dans l'intervalle elle
ne prenne pas de refroidissement ; lui prescrire des bouillons, café,
infusion ; si la femme est par trop irritée, lui cacher autant que
possible la durée du travail et lui faire prendre des calmants, ne pas
la contrarier si elle veut dormir et éloigner d'elle les personnes qui ne
lui plairaient pas ; ne pas tenir des conversations contraires à ses sen-
timents, tenir l'appartement bien aéré et ne garder auprès de la malade
que le nombre de personnes indispensables.

Des glaires. — Les glaires sont un des principaux phénomènes et
un des plus importants de l'accouchement, elles servent à lubréfier les

parties et annoncent l'approche de la rupture des membranes, de quelques vaisseaux capillaires du placenta et amènent une légère coloration en se mêlant aux glaires; ceci a lieu quelques heures ou un peu avant l'accouchement.

De la poche des eaux. — La poche des eaux est la membrane de l'amnios et du chorion qui enveloppe l'œuf et le liquide amniotique, cette poche s'engage à travers l'orifice utérin au devant de la partie fœtale; elle affecte différentes formes, elle est plate au devant du sommet, large et sphérique pour la face, en forme de boudin par le siége et périforme ou demi-cylindrique, mais c'est suivant les parties qui se présentent au détroit supérieur.

Les eaux plates. — « Les eaux plates, disait madame Lachapelle, je ne les crains pas. » Elles ne sont pas à craindre, en effet, car c'est presque toujours l'occiput qui se présente au détroit supérieur et c'est principalement la première position; il existe souvent des fausses eaux qui deviennent périformes et qui se rompent, mais qui, malgré cela, ne compliquent pas la grossesse.

Les fausses eaux proviennent habituellement d'une hydropisie de l'amnios ou du chorion, elles se rompent habituellement avant le début du travail, mais, pendant le travail, la véritable poche des eaux se forme et on doit la ménager; il arrive souvent que l'enfant naît coiffé de la membrane amnios que les anciens désignaient sous le nom de crispine, et à qui on attachait la propriété d'être heureux ou malheureux.

Inertie du col de l'utérus. — Quand il y a inertie du col de l'utérus, celui-ci est rigide, il faut se procurer de l'extrait de belladone, barbouiller le col avec cet extrait, de l'huile, du cérat, en humecter les parties, faire prendre un bain de siége ou un grand bain s'il y a inertie générale de l'organe; l'utérus ne se contracte que partiellement, en sens inverse, au lieu d'agir sur le col, il agit sur le corps et au lieu de le chasser, il le retient; il faut essayer, par tous les moyens possibles, de calmer les contractions en attendant un nouveau retour du travail qui a lieu habituellement d'une manière générale.

La durée du travail ne diffère pas énormément chez les multipares ou chez les primipares, mais d'une manière générale, plus les grossesses sont répétées et plus le travail est rendu facile et court. D'autres fois, plus les couches sont nombreuses et plus le travail est long.

Pour bien apprécier la marche du travail, il est bon de constater la contraction, en même temps que l'on tâte le pouls de la femme, la circulation est interrompue en quelque sorte, et ce n'est qu'au moment où elle exprime la douleur que les pulsations deviennent régulières et présentent tous les symptômes d'une fièvre intermittente ; la douleur est l'expression de la contraction ; généralement, toutes les femmes se plaignent.

Du travail en général. — Le travail est ordinairement, comme nous l'avons dit plus haut ; de 6 à 24 heures, la moyenne est de 4 à 8 ; pendant cet intervalle, il ne faut pas laisser la femme seule et on doit lui prodiguer tous les soins que nécessite son état ; l'entretenir avec gaieté, l'encourager à être paisible, lui faire comprendre qu'il faut souffrir, que l'accouchement ne sera pas long et, plus le moment approche, lui faire croire qu'elle souffrira moins, ce qui arrive en effet ; les douleurs expultrices sont bien moins fortes que les douleurs préparatrices. Les conquassantes ou expultrices sont moins douloureuses, la femme respire mieux, cède et aide à la contraction et sent que la délivrance approche. Elle fait un grand effort, se croit morte ; alors les muscles du plancher périnéal commencent à se distendre et à fléchir, à mesure que la tête bombe et finit par sortir du détroit inférieur ; la poche des eaux se rompt et l'enfant reste coiffé de la membrane amniotique qu'il faut enlever au plus vite afin d'éviter l'étouffement.

L'occiput arrivé à la vulve, le périnée se distend ; on doit le soutenir pour empêcher ses déchirures, alimenter la femme, afin de maintenir ses forces, car il arrive souvent que les forces manquent complétement ; la femme se trouve mal, les efforts manquent et ne reviennent que de

15

demi-heure en demi-heure, la femme s'endort parfois deux ou trois heures, une nouvelle douleur se déclare, elle vomit, elle veut se lever, aller à la selle ; enfin, la tête sort de la vulve, la totalité de l'enfant voit le jour et l'accouchement se termine. La délivrance a lieu et il ne reste plus à surveiller que les suites de couche. On nettoie les parties ; on met un gros drap de lit sur l'abdomen et on confie la femme à une garde.

Suites de couches. — Les suites de couches se divisent en naturelles et en non naturelles, dans les naturelles, les lèvres reviennent sur elles-mêmes , la femme urine facilement, ne se plaint pas, l'expulsion des matières fécales se fait avec facilité ; les lochies sont colorées et elles ont lieu sans douleur et avec peu d'abondance du côté de l'utérus ; la sécrétion laiteuse s'opère graduellement, les lochies se trouvent suspendues en même temps que la fluxion laiteuse se porte vers les seins ; lorsque la femme nourrit elle peut approcher l'enfant des mamelles et le faire téter cinq à six heures après l'accouchement ; la fièvre du lait passée, les lochies reparaissent, elles sont purulentes et persistent de quinze à quarante jours.

Les non naturelles sont principalement les abcès des lèvres, les déchirures du périnée, la non possibilité d'uriner ou d'expulser les matières ; il survient souvent de l'inflammation, il faut les laver avec de la décoction de mauve, de l'extrait de saturne, pour cicatriser les plaies, les poudrer avec la lycopode ou la fleur de riz, y entretenir des linges propres et surtout faire uriner la femme, ou la sonder s'il y avait empêchement.

Après toutes ces précautions, on la change de linge, on lui fait sa toilette, on la place dans son lit où elle doit séjourner jusqu'au dixième jour au moins, en ayant soin de faire le lit tous les jours et de changer toutes les fois que cela est nécessaire. Après le quatrième jour, on retire le drap plié en quatre et qui sert de compresse, et on le remplace par une serviette roulée et serrée autour du corps ; ce nouveau ligament doit être conservé une quinzaine de jours, afin que les parois abdominales aient repris leur point d'appui et éviter ainsi des hernies abdominales.

De suite après l'accouchement, on doit avoir du citron, de l'eau de fleur d'oranger, de l'infusion de tilleul ou du café ; on mélange le tout ensemble et l'on en fait prendre une tasse à la malade ; à deux ou trois reprises si elle ne peut tout prendre d'un seul trait ; ensuite, on prépare du bouillon maigre et on le lui fait avaler à la dose d'une tasse toutes les deux heures ; les bouillons se font suivant l'usage des pays. Celui qui est préférable est le bouillon de poularde ; pour tisanes : la mauve, le tilleul, l'oranger, le riz, préparés séparément ; afin de ne pas dégoûter le sujet, il faut autant que possible varier les préparations ; après le troisième jour on commence à alimenter la femme par des potages, des rôtis, du bon vin ; la quantité d'aliments varie suivant les tempéraments des personnes.

Les bouts des seins. — Les bouts des seins sont douloureux, il y a des gersures, des tendrons, on les enduit avec du beurre de cacao, du baume de nourrice, on y applique des appareils pour maintenir l'humidité des bouts, afin qu'ils se cicatrisent ; cependant, cette application ne réussit pas chez tous les sujets et l'on est obligé de faire une autre mixture avec laquelle j'ai presque toujours réussi. La mixture se compose de l'écorce de chêne blanc, fleur de roses d'odeur, feuille de jusquiame, camphre, faire bouillir le tout et le transformer en sirop, le mettre dans un flacon, avec un pinceau en enduire les seins et avoir soin de recouvrir le mamelon avec une pelure d'oignon, à défaut un linge bien fin ou du papier à cigarette, afin d'éviter le frottement des vêtements ; bien laver le mamelon avant de l'offrir à l'enfant et éviter ainsi les maladies contagieuses.

Le troisième jour, le lait devient abondant, les seins sont raides et douloureux, il faut les frictionner avec un corps gras tel que l'huile ou le cérat, mettre dessus de la flanelle ou du coton, les tenir bien chaud afin qu'ils se ramollissent, éviter les abcès qui surviennent habituellement à la suite des frissons, des maux de tête, des tremblements

nerveux, et souvent des douleurs abdominales ou utérines, consé-
quences de la fièvre putride ou mélange du lait avec le sang.

Dans tous ces cas, il faut ramener la sueur afin de clarifier le sang,
maintenir l'enfant au sein pour qu'il puisse diminuer la sécrétion et
maintenir l'épanchement des lochies ainsi que des urines; habituellement toutes les fonctions du corps sont suspendues, mais elles repren-
nent leur cours au bout de vingt-quatre heures; à défaut d'enfant, se
procurer des chiens pour maintenir la sécrétion laiteuse qui est le
meilleur moyen d'arriver à un état d'amélioration du sujet.

Système d'entretien à la suite de couches. — A partir du deuxième ou
troisième jour, on commence à alimenter l'accouchée par des potages,
rôtis, pain et insensiblement jusqu'au huitième ou neuvième jour;
après quoi elle prend régulièrement ses repas avec sa nourriture ordinaire et peut vaquer à ses occupations, à moins qu'il ne survienne des
indispositions.

Exceptions. — Les femmes enclines à ces indispositions, telles que :
faiblesses d'estomac, gastrites occasionnant des crampes, coliques
abdominales, céphalalgies, ne peuvent pas nourrir ; il faut retirer
l'enfant du sein et le confier aux soins d'une autre nourrice ; donner
des calmants, potions, frictionner avec de l'huile camphrée et laudanisée, cataplasmes bien chauds, du son sec bien chaud ; le son est
préférable, car il n'entretient pas d'humidité, on le prépare dans un
sac et on le place sur le ventre, l'estomac et toutes les autres parties
souffrantes.

Lorsque toutes ces prescriptions ont été suivies, un mieux sensible se
déclare progressivement; dans le cas contraire, il survient des maladies graves, telles que : balonnement gastro-abdominal, congestion
céphalique, assoupissement, toutes complications auxquelles il faut
remédier le plus promptement possible afin d'amener la réaction de
la circulation. Si la réaction ne pouvait s'établir, la femme serait en
danger de mort.

Des précautions à prendre lorsque l'accoucheuse est obligée d'aller opérer dans la campagne. — On doit toujours porter sur soi de l'ammoniaque ou alcool, de l'eau de fleur d'oranger, de la décoction de plusieurs sortes de feuilles, de l'éther, du laudanum et une trousse, en un mot, tout ce qui est nécessaire à l'accouchement pour arriver à un bon résultat.

Des soins à donner à l'enfant après sa naissance. — L'enfant sorti du sein de sa mère en est séparé après qu'une ligature a été faite du côté de la mère et une du côté du fœtus, avec du fil ciré solide ; on l'incise au milieu, on lave le fœtus avec de l'eau chaude, un peu de savon dans la main ou n'importe quel corps gras ; on l'essuie ; s'il est violacé, asphyxié, il faut le frictionner avec de l'alcool, laisser écouler le sang par le cordon ombilical, lui taper sur les pieds, sur les joues jusqu'à ce qu'il pleure et que sa voix soit naturelle ; on le coiffe d'un bonnet, on lui passe sa chemise, son corsage et on bande l'ombilic avec une compresse de fil ; si l'ombilic a été tiraillé pendant l'accouchement et s'il laisse suinter du sang au niveau de la peau, on prend de l'extrait d'ergotine, on en enduit une petite compresse, on a une pièce d'argent que l'on place dessus le nombril afin d'arrêter l'hémorrhagie ombilicale ; toutes les fois qu'on emmaillotte l'enfant il faut s'assurer s'il n'y a pas d'inflammation ; si la plaie se cicatrise, on la poudre avec du sucre pilé, du lycopode, de la fleur de riz, etc., il arrive souvent que l'artère se prolonge au delà de la peau et fait saillie en dehors ; on doit avoir un fil de soie et pratiquer une ligature ; la partie externe se sèche et tombe en débris, on continue à la poudrer avec du sucre pilé, jusqu'à ce que la place soit complétement cicatrisée. On constate s'il n'y a pas d'hernies abdominale et ombilicale, surtout aux parties inférieures, aux testicules, à la verge, enfin si tous les conduits fonctionnent.

Se rendre compte de tous les organes en général ; on finit l'emmaillottement, on fait boire l'enfant, on le couche dans son berceau ou à côté de la mère de préférence, parce qu'elle peut observer ses mouvements ainsi que l'expulsion des glaires, les suffocations, en un mot tous les accidents qui pourraient survenir ; on le couche habituellement sur le côté droit à cause 'du foie qui est très-volumineux chez le fœtus ; en le couchant du côté gauche, il n'est pas aussi libre pour respirer ; lorsque les glaires montent dans la bouche, il faut introduire le doigt et les en extraire ; il arrive quelquefois qu'il les rejette tout seul ; on le fait boire de temps en temps et on le met ensuite au sein. Il est souvent difficile de lui faire lier les bouts soit parce qu'ils sont généralement courts et qu'ils ne lui offrent aucune facilité de succion, ou parce qu'ils sont mal conformés ; on met alors des appareils qui font ressortir les bouts et offrent plus de commodité à l'enfant pour opérer la succion, il finit enfin par têter et prendre la nourriture qui lui convient ; il se nourrit du sein de la mère, se développe et devient un être parfait. Sa mère doit l'alimenter suivant son tempérament et le régler autant que possible ; d'abord toutes les deux heures en commençant et puis toutes les quatre heures progressivement ; en dehors de l'alimentation du sein, on peut lui faire prendre de la panade, de la crême de riz, de la farine lactée, etc. La nourriture doit devenir plus substantielle à mesure que l'enfant se développe et avance en âge.

Des suites de couches non naturelles. — Les non naturelles sont celles · qui sont compliquées par une autre maladie, telle qu'une métrite caractérisée par des douleurs utérines très-fortes qui se communiquent avec la vessie et le rectum ; les lochies sont noirâtres, purulentes, ana-logues à des bavures de chair pourrie ; il faut les combattre par des injections principalement, afin d'éviter la gangrène qui pourrait s'en-suivre ; il peut y avoir aussi des fistules à la vessie et au rectum qu'on doit soigner très-proprement et laver avec des mixtures pour obtenir la cicatrisation, avec l'intervention de l'art. Les suites de cou-ches durent habituellement quinze à cinquante jours, mais il n'en est pas toujours ainsi, car la perte blanche persiste mêlée, à certaines époques, avec les menstrues ; il faut alors les combattre par tous les moyens possibles, sans cela la femme tomberait en faiblesse et il pour-rait survenir une phthisie pulmonaire ou tout autre maladie.

Chez les bonnes nourrices et les femmes bien constituées, les menstrues n'ont pas lieu pendant l'allaitement, le plus grand nombre le sont tous les mois; cela provient du tempérament, le plus souvent de maladies utérines; malgré cela, elles nourrissent de très-beaux enfants.

Tranchées utérines. — Les tranchées utérines, chez la primipare, passent presque inaperçues, à moins qu'il ne survienne des complications telles qu'une douleur dans l'hypogastre, d'un côté ou de l'autre; quand celle-ci se déclare, c'est le symptôme d'une péritonite, presque toutes les multipares en sont atteintes plus ou moins; un très-petit nombre y échappent; ces cas sont sans gravité, car ils disparaissent après la fièvre du lait; quand elle persiste, il faut administrer des calmants, tels que l'ergotine, l'éther, le laudanum, l'eau de fleur d'oranger et le citron; vider l'intestin et la vessie, mettre des compresses et entretenir la chaleur sur l'hypogastre à l'aide d'un fer à repasser ou tout autre calorique.

Fièvre du lait. — Après l'accouchement et les tranchées utérines, il survient la fièvre du lait; elle est annoncée par des frissons plus ou moins intenses, des bouffées de chaleur, l'accélération du pouls, la femme est altérée, la sueur reparaît, les frissons s'éloignent, les mamelles se gorgent, le lait s'échappe du mamelon, les seins coulent en abondance, cet état dure environ vingt-quatre heures, après lesquelles on fait changer les langes, afin de remettre la femme dans son état normal; la fièvre ne disparaît cependant pas chez toutes, il survient quelquefois de mauvaises fièvres qui se divisent à l'infini. Toutes les femmes ne sont pas aptes à nourrir, cela provient de différentes causes telles que les seins mal conformés, défauts de la glande, du mamelon, des maladies de la femme, suivant son tempérament : les scrofuleuses, les goîtrées, les rachitiques, syphilitiques, épileptiques, etc., ne doivent pas être acceptées comme nourrice.

Choix des nourrices. — Quand on veut faire choix d'une nourrice mercenaire, il faut prendre des renseignements sur sa conduite, sur le nombre de ses grossesses, si ses enfants sont nés vivants ou morts, si elle n'a pas eu de maladies contagieuses antécédentes ; voir surtout le nourrisson, s'il est propre et bien tenu, de même pour la nourrice, si elle n'exhale pas de mauvaises odeurs, si elle est lymphatique, purulente, si les seins sont bien conformés, si la glande est volumineuse après comme avant l'allaitement ; pour que la glande soit bonne, il faut qu'elle soit petite après que l'enfant a tété : si elle est de la même grosseur, cela dénote une glande charnue et n'ayant pas le lait voulu ; on doit choisir de préférence les brunes moyennes et, à leur défaut, les brunes claires, car elles possèdent plus de lait que les brunes ordinaires ; chez les pléthoriques, le lait est trop riche et occasionne des indigestions aux enfants qu'on est obligé de confier aux soins d'une autre personne ou suivre un traitement pour diminuer la richesse du lait.

Des rafraîchissants, les bouillons de riz, de veau, les herbages, le petit-lait, en un mot tout ce qui peut appauvrir le sang. Chez celles où le sang est pauvre, il faut au contraire leur donner des fortifiants, ne les priver de rien de ce qu'elles désirent, mais sans faire aucun excès. Elles doivent surtout se nourrir de soupe, rôtis, légumes et bon vin. La nourrice doit posséder une quantité suffisante de lait pour allaiter son nourrisson jusqu'au terme de six mois, époque à laquelle il faut aider son développement par une nourriture matérielle associée à la substantielle, et insensiblement augmenter le régime jusqu'au sevrage qui a lieu ordinairement d'un an à dix-huit mois ; il y a beaucoup de femmes qui nourrissent deux enfants de suite, sans pour cela porter atteinte à la santé du second qui est aussi bien portant que le premier ; ces sujets ne sont habituellement pas réglés et jeunes, de 26 à 35 ans ; c'est dans cette moyenne que l'on doit choisir de préférence. La plupart des femmes, après avoir essayé de nourrir, sont obligées d'y renoncer, leur lait venant à manquer ou ne donnant pas une quantité suffisante pour l'allaitement ; il faut en moyenne qu'une femme fournisse trois litres de lait par vingt-quatre heures ; il n'est pas difficile de s'en rendre compte, il faut tout simplement peser l'enfant avant de le faire têter, et après, par ce moyen, on s'assure s'il reçoit une nourriture suffisante à son développement.

Hygiène de l'enfant et de la nourrice. — Il faut qu'une nourrice observe une bonne hygiène, qu'elle se garde d'aller dans des endroits où l'air est vicié, tels que les visites dans les hôpitaux, surtout dans des appartements où il y a eu des épidémies; il faut aussi éviter les endroits où il y a une grande accumulation de monde, par exemple les bals, les théâtres, les chemins de fer, omnibus, églises, etc.; les grandes courses, les émotions agréables ou désagréables, car toutes ces impressions peuvent procurer à l'enfant des convulsions et même l'étouffer au sein. Quant à sa nourriture, elle peut manger ce qui lui convient et prendre toutes sortes d'aliments, ne pas boire trop de vin, l'eau rougie est de beaucoup préférable comme boisson, surtout pendant les repas. Pour se désaltérer, l'eau mélangée avec du café est le meilleur des rafraîchissants.

Il peut survenir des grossesses pendant l'allaitement; alors le lait s'altère, se caille, est comme en ébullition, renferme du colostrum et devient alcalin, il diminue chez les unes et chez d'autres il augmente pendant les trois premiers mois; malgré cela l'enfant n'en souffre pas, ce n'est que vers le quatrième mois que l'enfant est pris de vomissements, de diarrhée, etc. S'il est assez développé et qu'il puisse prendre la nourriture matérielle, on le sèvre petit à petit, ou bien l'on a recours à une nourrice mercenaire. Une fois sevré, on lui donne du lait de vache, de chèvre; aussitôt trait, on le lui fait avaler tout chaud, la chaleur naturelle étant toujours préférable à la chaleur artificielle; on peut lui donner aussi des potages, des œufs, etc., toute nourriture légère.

Chez les femmes manquant particulièrement de lait, il faut suppléer à cette disette par une autre nourriture; on règle l'enfant à ses repas; on lui fait prendre de la bouillie sucrée, de la crême de riz ou de la farine lactée, du tapioca, de la semoule, etc. Après chaque repas lui donner le sein pour compléter son alimentation.

16

Chez la mère privée complétement de lait et qui n'a pas les moyens de mettre son enfant en nourrice, on doit recourir à l'allaitement animal.

On doit prendre une chèvre de préférence à tout autre animal, en ayant soin toutefois d'alimenter la bête d'une manière convenable avec du pain, du son, du sel, de la soupe, etc. Le lait de chèvre est plus léger que celui des autres animaux.

Position de l'enfant pendant l'allaitement animal. — On le prend sur son bras, on prend position très-bas au-dessous de la mamelle de la chèvre, on prend le mamelon et on le maintient dans la bouche de l'enfant afin qu'il ne fatigue pas trop, en exerçant des pressions de temps en temps; après l'avoir fait téter, on lui fait boire de l'eau pour faciliter la digestion; on peut ainsi l'élever jusqu'à l'époque du sevrage; cette manière d'allaiter a lieu ordinairement dans les campagnes et presque tous les sujets sont bien constitués, très-bien portants et, en partie, exempts d'épidémie.

On peut aussi allaiter l'enfant à la vache, à l'ânesse, etc.; mais il faut toujours que le lait soit vivant, c'est-à-dire que la succion soit opérée par l'enfant afin que les globules du lait passent du sein de celle qui le produit dans sa bouche, sans éprouver le contact de l'air. Cette manière d'allaiter est bien préférable au biberon; suivant mon opinion, après l'allaitement maternel, il n'y a de possible que l'allaitement animal.

Allaitement artificiel. — L'allaitement artificiel consiste dans le biberon; il y en a de plusieurs modèles : biberon ordinaire, biberon Robert, etc.; le plus commode est un bout en caoutchouc qui s'adapte à une bouteille ordinaire qu'on a le soin de bien laver après s'en être servi; ce biberon n'est que provisoire et ne peut servir pour une alimentation complète, mais on doit le prendre de préférence en attendant l'arrivée d'une nourrice, ou pour aider la mère en cas d'insuffisance momentanée.

Allaitement mixte. — L'allaitement mixte a lieu ordinairement avec le secours d'une autre personne, mais il ne doit être que momentané, tout autant que la mère ne pourrait pas y suffire seule; dans le cas contraire, une seule personne serait préférable.

Il arrive souvent que l'enfant ne peut pas lier les bouts, surtout chez les primipares, il faut alors avoir recours à une autre nourrice ou à un autre enfant pour former les mamelons; une fois cette opération accomplie, l'enfant peut reprendre le sein de sa mère.

Dentition. — La dentition comprend plusieurs périodes : la première a lieu habituellement vers le sixième mois, mais il y a des exceptions, j'ai vu des enfants naître avec des dents, la règle ordinaire de la dentition est de six mois à un an pour les premières dents, viennent ensuite les molaires et enfin les quatre canines.

Du sevrage. — Le sevrage comprend trois périodes : 1° intervalle de la première dentition, époque à laquelle il faut sevrer l'enfant, parce qu'à ce moment il offre plus de santé et est moins sujet à des indispositions; 2° profiter de l'hiver ou du printemps; 3° ne pas le sevrer en été autant que possible et pousser jusqu'à l'automne afin d'éviter les maladies qu'amènent la dentition et les épidémies.

Quand on sèvre un enfant, il faut le distraire, le caresser, le bien nourrir, le complaire, le confier aux soins d'une bonne qui lui convienne et l'égaie, en un mot, qui lui soit agréable. Si on le confiait à une personne brutale, cela agirait sur l'enfant d'une manière sensible et pourrait amener les complications les plus graves. On a vu des enfants se laisser mourir de faim par les contrariétés éprouvées du fait de leur bonne.

Arrivé à l'âge d'un an, l'enfant est plus capricieux, son intelligence est développée, il est cependant plus exposé aux inflammations jusqu'au terme de 15 à 20 mois, moment où l'estomac étant plus fortifié, il digère mieux et jouit d'une bonne santé.

TROISIÈME PARTIE

TROISIÈME PARTIE

Des causes de dystocie. — On reconnaît les causes de dystocie au moyen d'investigations, telles que le volume du ventre, le palper abdominal, l'auscultation, le toucher vaginal, rectal et par tous les moyens possibles pour arriver à un résultat; s'assurer s'il y a un ou deux fœtus dans la cavité utérine, soit gaz, tumeurs, kystes, sang, mole ou tumeurs abdominales en dehors de la matrice, si c'est une grossesse gémellaire, bi-gémellaire, tri-gémellaire ou autres.

De la manière d'opérer dans les grossesses gémellaires. — Quand la dilatation est complète, il faut rompre la poche des eaux, introduire la main jusque sur les fœtus et s'assurer s'ils sont séparés les uns des autres; on arrive ainsi sur les membres inférieurs, on amène un de ces membres à la vulve, puis on va à la recherche des autres; on fait une ligature au cordon, une du côté de la mère et une du côté du fœtus, pour séparer l'un de l'autre; on surveille principalement la mère, afin que rien ne lui arrive; on procède ensuite à l'extraction du second enfant, opération très-difficile et qui ne réussit pas toujours, car l'utérus revient sur lui-même, l'orifice se ferme et les contractions cessent; il faut alors attendre de nouvelles douleurs qui ne surviennent que dans un temps plus ou moins long. Il m'est arrivé d'observer trois cas dans le cours de ma pratique; le premier se fit à huit heures d'intervalle; le second vingt-quatre heures et le troisième huit jours, sans que pour cela la femme s'en ressente dans la suite. Tous les enfants sont nés viables et existent encore.

Variétés dans les accouchements gémellaires. — Dans ces accouchements le premier enfant vient ordinairement par le sommet, le second par le siége et le troisième par le tronc; il faut toujours hâter l'accouchement le plus promptement possible, rompre les membranes du premier et l'extraire, de même pour le second et le troisième. Donner à la femme quelques grammes d'extrait d'ergotine mêlée à du jus de citron et de l'eau de fleur d'oranger, afin de faire agir l'action musculaire sur l'utérus pour obtenir des contractions, resserrer les veines et éviter de graves hémorrhagies qui compromettraient l'existence de la femme; on procède ensuite à la délivrance.

Des moles. — Pour l'extraction des moles, on agit de la même manière que pour un accouchement, à moins que l'être ne présente la forme animale (monstruosité); dans ce cas-là, on l'étouffe et on le cache à la famille.

Il y a des jumeaux par adhérence, unis par le cordon ombilical; il m'a été donné de l'observer une fois (R... G...) à terme de six mois. L'un présentait un gros volume et l'autre un plus petit; à peine pouvait-on les séparer; ils étaient tous deux dans le même placenta; après une hémorrhagie foudroyante, je pratiquais le tamponnement en ayant soin d'imbiber la charpie d'extrait de belladone pour en barbouiller le col; je maintins le tampon à l'aide d'un bandage, je prescrivis en même temps 4 gr. d'extrait d'ergotine associés à une infusion d'oranger que je fis prendre à la malade de quart d'heure en quart d'heure, et dans l'intervalle, une cueillerée à café de sirop de fer à l'encre; par ce traitement, j'obtins le rétablissement de la femme au bout de huit jours.

(S... G...). *Autres cas de jumeaux.* — Ils se tenaient par les reins.

(M... R...). — Adhérents aux parties génitales.

De la superfétation. — Certains auteurs ont pensé que la superfétation pouvait avoir lieu dans les premiers temps de la grossesse, je partage cette opinion par le motif qu'un ovule étant fécondé, arrive dans l'utérus et bouche l'orifice de la trompe du côté qui lui est propre; mais l'autre ovaire, qui a aussi un ovule en maturité, peut être fécondé et se développer en même temps, surtout dans les trois premiers mois car les menstrues peuvent se produire ; j'ai souvent observé ces faits et j'en conclus que cela peut provenir d'une matrice double ; dans chaque cavité se développe un enfant ; plusieurs ovules peuvent être fécondés en même temps, se développer et former des adhérences fœtales ; plusieurs fœtus réunis en un seul. Plusieurs ovules peuvent être fécondés en même temps, se développer et donner naissance au fœtus.

M. le docteur Lamotte, de Graissessac, en avait reçu neuf dans une seule couche, chez une femme idiote, mendiant son pain.

Autre fait constaté chez une femme galante. — Cette femme avait eu des relations avec un homme de couleur et avec un blanc, elle accoucha neuf mois après d'un enfant noir et d'un blanc, tous deux bien portants.

Il arrive quelquefois, dans la grossesse gémellaire, qu'un des fœtus est bien développé, tandis que le second est formé, mais très-frêle, à un tel point qu'on pourrait le croire développé de trois à quatre mois seulement ; malgré cela, il naît vivant. Ceci peut provenir que, quoiqu'étant fécondés à la même époque, le premier reçoit plus de nourriture que le second qui n'en a que juste pour vivre ; ce sont là les faits qui font croire à la superfétation.

Je crois que pendant les premiers jours de la grossesse, cela n'est pas impossible, les deux ovaires pouvant fonctionner séparément, l'une après l'autre, jusqu'à ce que les ligaments larges et les trompes prêtent ampliation à l'utérus ; mais alors, la superfétation devient impossible.

Des kystes. — Il peut exister des kystes dans les trompes, des polypes dans l'utérus, des grossesses extra-utérines de plusieurs sortes ; un placenta dans la trompe, observé par moi une seule fois ; après l'accouchement, il tomba en débris menstruels que je fis sortir au moyen d'injections ; la femme s'est rétablie et a eu d'autres grossesses.

De l'avortement. — L'avortement consiste dans la non-possibilité de l'utérus de se développer ; à une première, une seconde, une troisième grossesse, l'avortement a lieu sans qu'il y ait hémorrhagie, un traitement bien observé facilite une quatrième grossesse et arrive à terme, cela provient le plus souvent de la délicatesse du sujet ou de l'organe.

Causes de l'avortement.—L'hémorrhagie est une des causes principales de l'avortement ; elle commence à se manifester vers le deuxième ou troisième mois de la grossesse, la femme croit à un nouveau retour des règles, l'hémorrhagie augmente et devient quelquefois foudroyante, s'il n'y a pas expulsion totale de l'embryon ; si, au contraire, l'embryon est expulsé ainsi que ses annexes, l'hémorrhagie cesse d'elle-même, et tout rentre dans l'ordre.

Lorsque l'embryon tombe et que le placenta reste, il faut employer tous les moyens pour l'extraire : les injections, les potions, les fortifiants, car la femme tombe en syncope ; il faut vider l'utérus des corps et des caillots qui y sont contenus, administrer une potion d'ergotine, sirop de limon, de rathania, d'eau de fleur d'oranger, l'eau de laitue, mêlés ensemble ; on en fait prendre plusieurs cuillerées par intervalle ; jusqu'à ce que l'hémorrhagie diminue ; la femme est très-faible, on se procure de quoi l'alimenter le plus rapidement possible pour éviter la fièvre : le rhum, le jus de viande, vin de Bugeaud, sirop de jus de viande ; en agissant ainsi, j'ai toujours réussi à rappeler la femme à la vie, sauf une fois où je me suis trouvé en présence d'une cranéotomie et où le docteur ordonna des cataplasmes, ce qui occasionna une hémorrhagie interne dont les symptômes se manifestèrent ainsi : crampes dans les mains, dans les membres inférieurs, céphalalgie, vomissements et la mort s'ensuivit sans que personne eût l'idée d'appeler du secours ; cette femme avait eu cinq couches antérieures, dont quatre avaient été obtenues par l'application des forceps ; elle n'avait accouché qu'une fois seule, à la suite d'une fièvre muqueuse et de la petite vérole, et l'enfant survécut (M.... D...., à C...., Tarn).

Toutes les fois que je me trouve en présence d'une hémorrhagie, avant ou après l'accouchement, je me sers de l'eau vinaigrée pour asperger sur les parties, et je m'oppose aux cataplasmes et à tout ce qui peut amener la chaleur ; je prescris le calme, le repos ; après quelques heures, la respiration augmente, le pouls se rétablit, tout rentre dans l'ordre et la femme reprend embonpoint.

De l'hémorrhagie pendant la grossesse. — Lorsque l'hémorrhagie survient pendant la grossesse, c'est un cas excessivement grave, qui compromet l'existence des deux sujets, parce que le col de l'utérus est fermé et n'est pas ramolli ; on fait son possible pour arrêter l'hémorrhagie, on met des compresses, de l'eau vinaigrée, on injecte du jus de citron dans le vagin, on y introduit un citron pelé, écrasé jusque sur l'orifice et qui lui sert de tampon ; si les contractions ne sont pas déclarées, l'hémorrhagie s'arrête et on observe à la femme le repos le plus absolu sur un lit dur, puis on la laisse dans un état de tranquillité parfaite de corps et d'esprit. Les boissons amères, gazeuses, les limonades doivent être prescrites, l'air renouvelé dans les appartements ; la cause de ces hémorrhagies dépend souvent de l'insertion vicieuse du placenta ; l'hémorrhagie a lieu à diverses époques de la grossesse, en observant toutes ces prescriptions on obtient un bon accouchement et l'on préserve ainsi l'existence des deux sujets.

De l'hémorrhagie après l'accouchement. — L'hémorrhagie après l'accouchement consiste dans l'expulsion trop prompte du placenta où la rupture des veines utéro-placentaires. L'hémorrhagie est très-forte, il faut obtenir beaucoup d'air et comprimer l'aorte, afin de maintenir le sang vers les extrémités supérieures ; on relève les membres inférieurs ainsi que le siége ; s'il y a des syncopes, il faut taper sur les joues, asperger d'eau sur la face, mettre quelque chose de dur entre les dents afin de faciliter la respiration ; on ordonne la potion prescrite ci-dessus, on introduit la main dans l'utérus pour en extraire les caillots ; l'utérus, en se contractant, les chasse lui-même, un mieux sensible se déclare, on insiste par les prescriptions décrites plus haut. Il n'en est pas toujours ainsi, il reste quelquefois dans l'utérus une portion du placenta occasionnant les hémorrhagies quelques jours après l'accouchement.

Des corps étrangers restés dans l'utérus après la sortie de l'embryon ou du fœtus. — L'hémorrhagie persiste légèrement, la femme perd ses forces, s'affaiblit en quelque sorte ; il se déclare des douleurs comme dans l'enfantement. Il survient de temps en temps des ondées, on s'assure si l'utérus est vide ou s'il y a un corps étranger ; dans ce cas, on tâche d'arriver le plus vite possible par les moyens ci-dessus et avec lesquels j'ai toujours réussi.

On prend une seringue à injection, on fait un mélange d'eau acidulée avec l'extrait de belladone ; on pousse l'injection dans le col de l'utérus, on répète cette opération pendant quelques jours, en ayant soin de la pratiquer lorsque la femme est à jeun, afin d'éviter les indigestions ; les corps étrangers finissent par se décoller, on les saisit avec les doigts ou avec des pinces, en leur imprimant un mouvement de rotation on les amène à l'extérieur ; plus la grossesse est avancée, moins il est difficile d'opérer ; avant l'extraction, la femme éprouve des malaises, des syncopes, etc., tandis qu'une fois débarrassée de ces corps étrangers, ayant séjourné quelquefois dans l'utérus des mois et même des années et que l'on retire ensuite gangrenés, la femme reprend des forces et peut vaquer à ses travaux journaliers ; il peut survenir d'autres grossesses donnant le jour à des êtres bien portants.

Des hémorrhagies pendant l'état de vacuité. — Les hémorrhagies en état de vacuité peuvent survenir pendant l'allaitement et provenir d'une congestion de l'organe occasionnée par une suppression laiteuse, une émotion quelconque, une commotion qui peuvent être la cause directe de cette hémorrhagie.

Toutes les fois que le lait disparaît subitement du sein, il se porte sur la matrice et l'on a vu des femmes perdre leur lait à la suite de cet écoulement sanguin. Surviennent des pertes blanches qu'il est très-difficile de faire disparaître.

Du traitement des pertes blanches à la suite d'hémorrhagies survenues pendant l'allaitement. — Il faut maintenir la fluxion vers le sein et y entretenir l'enfant, où à son défaut se servir d'un chien ; pour ramener le lait vers le sein on ordonne des fortifiants et le repos absolu; les seins se gorgent de nouveau et l'allaitement continue; dans le cas contraire il faut administrer des purgatifs, des astringents pour ramener le sujet à son état normal; il en est de même dans l'état de vacuité.

De l'accouchement prématuré. — Lorsque la femme est en danger il faut consulter la famille sur la convocation d'hommes de l'art. Les causes de l'accouchement prématuré sont : l'hémorrhagie, les vomissements incoercibles, les pneumonies, vices de conformation, maladies épidémiques qui nécessitent l'expulsion artificielle de l'enfant avant le terme de neuf mois; on retarde cette expulsion le plus possible afin d'arriver au terme le plus prochain de l'accouchement; si l'on peut attendre jusqu'au septième mois on a quelque chance de sauver l'enfant, tandis qu'auparavant il peut naître vivant mais non viable; il faut de préférence sauver la mère et sacrifier l'enfant.

De la manière d'opérer. — Il faut agacer l'organe par un corps étranger, tel qu'une éponge, un tampon, une légère saignée au bras, des injections vaginales avec de l'eau acidulée, etc. J'ai réussi plusieurs fois dans des cas où l'existence de la mère était compromise par la rupture prématurée de la poche des eaux par suite d'une chute, d'un accident ou tout autre cause, j'ai réussi, dis-je, à sauver la mère et à amener la totalité du fœtus et du placenta dans 48 heures ; chez la même femme (M. B..... Montpellier) dans deux couches différentes; troisième couche, avortement à quatre mois; comme dans les précédentes, rupture prématurée de la poche des eaux.

Quand on est appelé auprès d'une personne se trouvant dans cet état, on doit employer tous les moyens pour la sauver. L'intelligence de l'opérateur doit suppléer aux moyens connus; lorsque je me trouve dans ces circonstances j'agis d'après moi, par les données qui m'ont été suggérées dans ma longue pratique et qui réussissent presque toujours.

De l'hystérie — Les symptômes de l'hystérie pendant la grossesse sont : engourdissements des membres, étourdissements, idées bizarres, colères, vomissements, attaques se manifestant par intervalles et finissant par se compliquer; l'hystérie amène l'éclampsie.

Observation d'une hystérique (M... P... Montpellier.) — Dès le commencement de la grossesse, les symptômes se manifestèrent jusqu'à sept mois; un grand nombre de docteurs avaient été consultés, mais sans résultat. A sept mois, le travail paraissait se déclarer, il y avait commencement de dilatation; contractions partielles et inverses, une attaque qui dura vingt-quatre heures pendant lesquelles je restai auprès de la malade et je pus observer des mouvements actifs et convulsifs; j'employai des calmants à haute dose: 50 gouttes de laudanum, 40 gr. d'éther sulfurique, eau de fleur d'oranger, 5 gouttes de musc, décoction d'anis, sirop ordinaire, eau de laitue distillée, le tout formant environ 150 gr., une cuillerée à bouche prise par intervalle d'un quart d'heure, de demi heure, une heure et continuée jusqu'à la fin d'heure en heure; au bout de peu de temps, la femme se rétablit; un mois après, même traitement, même résultat; arrivé au terme de la grossesse, le travail semblait se déclarer mais rien n'avançait ; à chaque douleur, les convulsions avaient lieu; je persistais par les calmants et les fortifiants, pendant trois jours, nuit et jour; MM. Estor et Eustache avaient été appelés en consultation; M. Eustache continua ses visites, mais M. Estor fut obligé de s'absenter appelé à Toulouse, à l'époque des inondations. Je préparais la dilatation forcée pour arriver à la délivrance, je me procu rais de l'extrait de belladone mêlé à de la graisse et j'en fis une pommade en forme de boule que je pris dans ma main, j'introduisis l'indicateur dans l'orifice utérin et les autres doigts successivement; à chaque contraction j'agaçais l'organe et je finis enfin par arriver à introduire la paume de la main; je la maintins aussi longtemps qu'il m'était possible, je la remplaçais alternativement pour maintenir les contractions vers le col et je persistais ainsi pendant sept heures au bout desquelles M. Eustache fit l'application des forceps en chloroformisant la femme ; les aides qu'il avait amenés surveillaient la marche de la chloroformisation. Les convulsions persistaient quand même, l'enfant sortit vivant et existe encore. Je fis immédiatement la délivrance ; malgré les piqûres aux membres inférieurs, les calmants, etc., les convulsions persistaient quand même, j'eus recours à la camisole de force, j'administrai la glace sur le front au moyen d'une vessie suspendue, les compresses d'eau glacée, les sinapismes aux membres inférieurs, délire et folie par intermittence ; enfin la fièvre du lait ; la sécrétion laiteuse eut lieu, le calme revint et n'était interrompu que par la présence de personnes qui lui déplaisaient ; les lochies continuaient, et d'urgence elle fut admise aux aliénés, elle y resta pendant six mois au bout desquels elle rentra dans sa maison et reprit ses travaux habituels. Deux ans après, nouvelle grossesse ; au sixième mois, elle fut admise de nouveau aux aliénés.

De l'éclampsie puerpérale. — L'éclampsie puerpérale consiste dans les convulsions, le stertore et le coma, les contractions en sens inverse des muscles de toute l'économie, les symptômes sont : la céphalalgie, douleur plus prononcée d'une des bosses frontales à l'occiput, du cou, de l'ouïe, de la vue, assoupissement, engourdissement de certains membres, paralysie générale, principalement de la langue. J'ai pu observer sept fois l'éclampsie :

1° F.... B....— Les symptômes de l'éclampsie se déclarèrent pendant le travail : il y eut 24 attaques et la femme resta huit jours aveugle. Lorsqu'elle ouvrit les yeux, on lui présenta son enfant qu'elle vit gros comme une fourmi. Cet enfant était sujet à des convulsions. Dans d'autres grossesses, il ne se manifesta aucun symptôme d'éclampsie et les enfants vécurent bien portants.

2° M.... C..... — Même maladie, même résultat.

3° C...... B.... à G......, — Les symptômes se manifestèrent pendant le travail. — Première attaque au moment des douleurs conquassantes. — Le docteur G.... à G....., appelé en toute hâte, pratiqua la saignée, les attaques s'éloignèrent ; ils appelèrent le docteur F..... ; malgré mes instances, il administra un grand bain et du seigle ergoté, les convulsions se renouvelèrent: après la délivrance faite, elles cessèrent. M. D.... fut ensuite mandé et il ordonna les sangsues au-dessous des oreilles, la congestion cérébrale eut lieu ainsi qu'une fluxion vers les poumons ; vingt-quatre heures après, survint une attaque dans laquelle cette femme trouva la mort. L'enfant vit et se porte bien.

4° M..... P..... à M......— Les symptômes se manifestèrent pendant toute la grossesse. La saignée fut pratiquée pendant le travail par M. S....., le travail de l'accouchement eut lieu d'une manière générale ; les attaques survinrent, mais sans être compliquées et persistèrent trois mois après l'accouchement. Grâce aux soins prodigués à la malade par sa mère, celle-ci put nourrir son enfant.

M..... R..... F...... — Entrée chez moi le matin, je pus reconnaître dans la journée les symptômes de la maladie : yeux hagards, étourdissements, sommeil, elle ne répondait pas aux questions, elle divaguait, le travail ne s'opérait que lentement. — A minuit, première attaque. — M. B.... fut appelé, il pratiqua la saignée générale et prescrivit une potion d'ammoniaque ; avant son arrivée, j'avais administré 50 cent. de calomel en trois doses et vidé l'intestin ; j'avais ordonné une potion composée de tilleul distillé, sirop d'éther, eau de fleur d'oranger, musc et laudanum ; au moindre mouvement dénotant la convulsion, je lui en faisais avaler une cuillerée à bouche ; et lorsque l'attaque avait lieu, je mettais entre ses dents un corps dur pour qu'elle puisse respirer ; je terminais l'accouchement par la version podalique et momentanément je le suspendis pour laisser passer l'attaque, une fois apaisée, je recommençais l'opération et j'obtins la totalité du fœtus et de ses annexes ; survint l'écoulement sanguin et les attaques s'éloignèrent et cessèrent insensiblement. Dans 12 heures, il y eut 14 attaques ; la sécrétion laiteuse eut lieu et la femme sortit de chez moi le dixième jour complétement guérie ; cependant cette couche lui laissa dans la suite des crispations nerveuses qui durèrent l'espace de trois ans ; après cet espace de temps, la femme se rétablit et mit de l'embonpoint.

J'ai observé plusieurs autres cas, mais ils ne sont qu'hystériques, je ne les décrirais pas, car l'hystérie et la névralgie surviennent aussi bien chez la multipare que chez la primipare.

L'éclampsie ne se déclare que chez la primipare et doit être combattue par la saignée et les calmants. Les tempéraments lymphatico-sanguins nerveux y sont plus sujets que les autres.

Anévrisme des femmes en couches. — L'anévrisme survient principalement chez les personnes ayant le sang pauvre. Il faut prescrire des ferrugineux, du quinquina pour l'enrichir et l'augmenter, mais on ne réussit pas toujours ; pendant la grossesse et surtout au moment du travail, quand tous les muscles se contractent et que la femme exerce une pression pour l'expulsion de l'enfant, le sang est refoulé vers le cœur, une sueur froide survient, les pulsations font défaut et la mort arrive sans que l'on puisse porter aucun secours. Les anévrismes ne sont autre chose que le refoulement du sang vers le cœur, ils peuvent se produire à n'importe quel moment de la vie.

Des contractions irrégulières. — Les contractions irrégulières sont celles qui n'ont pas lieu d'une manière générale ; elles sont partielles ; l'utérus ne se contracte que partiellement, la dilatation s'opère, la présentation est franche ; on peut administrer le seigle ergoté à la dose de deux ou trois grammes pulvérisé, d'un quart-d'heure à une demi-heure d'intervalle ; alors les contractions se réveillent, agissent sur le fœtus et finissent par amener son expulsion ; il ne faut pas, malgré, cela en abuser, car il est préjudiciable à la mère et à l'enfant ; presque toutes les fois qu'il m'a fallu l'administrer, les enfants ont été plus ou moins atteints de convulsions, la délivrance se trouve difficile, parce que la matrice n'a plus la même élasticité et va toujours en se durcissant ; ce qui amène quelquefois la suspension des lochies.

Seigle ergoté. — Le seigle ergoté n'est autre chose qu'un végétal cueilli dans un endroit humide ; c'est cependant un poison, si on l'employait à haute dose. J'en ai toujours fait usage le moins possible préférant l'ergotine en potion.

On ne doit administrer le seigle ergoté que dans la présentation franche du sommet, lorsque c'est une présentation de la face, du siége, du tronc, il ne doit pas être prescrit parce que l'on ne pourrait pas opérer.

Des obstacles de l'accouchement. — Les obstacles de l'accouchement sont dus à la rigidité du col et du corps de l'utérus, à la rupture prématurée de la poche des eaux, à la procidence du cordon ombilical ou des membres, aux vices de conformation de l'enfant et du bassin ; celui-ci peut présenter différentes formes et irrégularités, vices de la vulve et du vagin, tout autant de cas qui nécessitent l'intervention de l'art.

Dans les vices de conformation du bassin, l'accouchement prématuré est préférable, suivant les degrés de la grossesse ; on doit intervenir au fur et à mesure que les dimensions du canal le permettent ; il est préférable de provoquer l'accouchement prématuré que d'employer le céphalotribe, avec lequel l'existence des deux sujets est presque toujours compromise ; cette opération est l'une des plus difficiles et des plus désagréables.

Des forceps. — Le forceps fut inventé vers le XVI° siècle par Chamberland, rectifié par Smellie, Mme La Chapelle, Paul Dubois, Capuron, Flamant, Proust, Barbette, Delmas, Dumas, etc. Cet instrument est composé de deux branches : la branche mâle et la branche femelle, sa longueur totale, tout monté, doit être de 40 cent., dont 21 pour les cuillers, 16 pour les manches et 3 pour l'entablure ; ces deux branches, unies par une vis, deviennent une espèce de pince d'extraction qui sert à saisir la tête du fœtus pour l'amener en dehors de la vulve, afin qu'on puisse l'extraire en entier ; on les applique aussi dans les cas de vices de conformation du bassin, du vagin, des parties molles, volume de la tête du fœtus, défaut de contractions d'expulsion, obliquité ou variété de la tête, ou la non rotation interne.

Les branches du forceps se divisent en trois parties : les cuillers,
le manche, l'articulation ou point de jonction et l'entablure. La
branche gauche ou mâle doit être introduite la première et est munie
d'un pivot ; la branche droite ou femelle est creusée d'une mortaise
taillée en biseau et s'accommode avec l'entablure l'une dans l'autre ;
une fois introduites, on tourne le pivot. Cette introduction opérée,
on imprime un léger mouvement suivant l'axe du vagin.

Manière d'appliquer le forceps. — On enduit la face externe de la
main droite et l'on glisse les doigts dans le vagin autour de la tête ; on
glisse ainsi la première branche jusque sur les tempes et on la confie
à un aide pour la tenir en place pendant qu'on introduit l'autre. En
agissant de la même manière que pour le premier ; on le fait glisser
du haut en bas et d'avant en arrière, puis on s'assure si rien n'est pris
entre les forceps et la tête ; on ferme les forceps et on imprime un
mouvement de pression et de rotation ; on s'aperçoit alors par les
plaintes exprimées par la femme, si la tête est mobile ou si elle est
retenue par un corps étranger ; on fait des pressions sur les forceps pour
obliger la tête à descendre sur le plancher périnéal ; ces pressions se
font du haut en bas et d'arrière en avant ; on voit apparaître à la vulve
l'occiput, le bregma, la face ; le tout hors de la vulve, on retire
les forceps ; il arrive quelquefois que le volume nécessite l'introduction du crochet pour aider à la sortie de l'épaule postérieure, de l'antérieure et enfin de la totalité du corps.

Quand on ne peut pas articuler les forceps, on se sert de la branche
en forme de levier, on remue la tête, les contractions reviennent et
aident en quelque sorte à la sortie.

Du céphalotribe. — Le céphalotribe sert à broyer la tête de l'enfant
dans le corps de la femme, cet instrument n'est pas usité, car il devient
très-dangereux pour l'enfant et la mère, en risquant de toucher les
parties maternelles et d'amener des accidents fâcheux.

La symphyséotomie consiste dans l'incision des symphyses pubiennes, afin d'obtenir le fœtus entier, mais cette opération n'est pas conseillée ; l'opération césarienne est préférable.

Opération césarienne. — L'opération césarienne consiste à ouvrir un passage artificiel à travers les parties abdominales ; quand le bassin est excessivement rétréci, on pratique une incision des pubis à l'ombilic en suivant la ligne médiane ; cette opération est aussi nécessaire dans le cas où la mère mourrait l'enfant n'étant pas sorti. Il faut toujours l'extraire mort ou vivant. On a observé chez des sujets où la respiration avait cessé depuis longtemps, que l'enfant existait encore. Une fois l'opération terminée, on rassemble les parties incisées et on les resserre avec des serre-fines, excepté à l'utérus où on les coud avec un fil d'argent, parce qu'il revient sur lui-même et se cicatrise tout seul. On met des compresses d'eau fraîche sur les plaies, associées à d'autres éléments ; les lochies prennent leur cours par les voies génitales et l'on a vu des sujets subir cette opération plusieurs fois et survivre à toutes les complications.

Traitement. — Le traitement est : la diète jusqu'à ce que l'inflammation disparaisse ; le grand air, les boissons froides, les lotions répétées, afin d'éviter le séjournement des matières purulentes qui arrivent à la surface de la plaie, avec l'eau d'extrait de saturne, boule d'acier, glace et toutes sortes de désinfectants.

Complications des suites de couches. — Dans la délivrance artificielle, il arrive souvent que le cordon tombe et que le placenta reste dans l'utérus ; il faut alors enduire une main d'un corps gras et la faire parvenir jusque dans l'orifice utérin ; on commence par le décoller d'un côté et insensiblement jusqu'à ce qu'on puisse le saisir ; on l'amène ainsi à l'extérieur. Une fois sur l'orifice du col, on administre quelques grammes d'ergotine, afin que l'utérus, revenant sur lui-même, force les caillots à sortir à la suite du placenta. Il arrive cependant que l'on ne peut en extraire qu'une partie, on applique alors un tampon sur l'orifice afin qu'il ne se ferme pas ; les contractions agissent et les débris se décollent et finissent par tomber.

Si, malgré toutes ces précautions, on ne pouvait arriver à extraire ces débris, il faudrait insister par des injections aromatiques, arrivant jusque dans l'intérieur de l'utérus; agir toujours avec ménagement; ces injections se composent d'une décoction de thym, de romarin, de laurier, de mauve, de guimauve, etc. Dans le cas où le fœtus serait putréfié dans l'utérus, il faudrait agir de même ainsi que dans toutes les autres putréfactions et insister jusqu'à complète guérison.

Des tumeurs — Il survient quelquefois des tumeurs au col, au corps de l'utérus, aux trompes, à l'ovaire, etc. ; qui font croire à des cancers mais qui cependant n'augmentent pas et ne mûrissent pas, à des embryons extra-utérins. J'ai vu un cas où la tumeur pendait au col de la matrice et arrivait jusqu'à l'orifice de la vulve; je pratiquais une ligature du côté de l'utérus, j'incisais et j'ouvris la tumeur; je m'aperçus alors que ce n'était qu'un embryon putréfié recouvert d'une peau; il y avait quinze ans que cette femme souffrait croyant à un prolapsus ; après cette opération, le sujet se rétablit et donna naissance à d'autres enfants. Ce fait prouve, une fois de plus, qu'il faut toujours s'assurer, après un accouchement ou un avortement, s'il ne reste aucun corps étranger dans la matrice ou les parties environnantes.

Maladie de matrice à suites de couches — Les maladies utérines en suites de couches se divisent à l'infini. Les principales sont : les métro-péritonites , les métrites ou abcès des grandes ou petites lèvres, du rectum et de la vessie, de l'ovaire, des seins, des reins amenant des fistules ; les fistules vésico-vaginales, urèthro-vaginales, recto-vaginales peuvent être occasionnées par la compression de la tête séjournant trop longtemps dans l'excavation.

Symptômes et traitement des péritonites. — Les symptômes des péritonites sont : les frissons, la peau sèche, douleurs plus prononcées dans un point de l'abdomen, ballonnement du ventre, congestion vers la tête, assoupissement et suppression des lochies, délire, accélération du pouls, etc..

Le traitement consiste à vider l'intestin et à purger la femme, mettre des cataplasmes chauds sur le ventre, frictionner avec le baume tranquille laudanisé, camphré, les sinapismes aux membres inférieurs; envelopper les membres avec du coton et de la toile cirée afin d'entretenir la chaleur et ramener les lochies ; prescrire comme nourriture les bouillons froids, les tisanes froides, la glace sur la tête, dans les bouillons et sur le ventre lorsque l'inflammation commence à se manifester; on continue tout autant qu'elle persiste. Lorsqu'elle a pris sa détente, on suspend la glace, on donne comme tisanes : orge, lait, riz, etc. S'il survenait des accès intermittents, on aurait recours à la quinine administrée à petite dose; mais s'ils devenaient plus prononcés, on prescrirait la résine de quina et tous les remèdes connus pour enrayer la fièvre maligne et les accès pernicieux.

Convalescence. — Bons consommés, jus de viande, vin vieux, appartement bien aéré, linge propre, etc.

Lorsque les vomissements surviennent, il faut vider les intestins et les entretenir dans cet état. Donner des fortifiants, du rhum, de l'éther, du vin de Bugeaud, de l'eau de fleur d'oranger, etc., afin de maintenir le sujet et d'arrêter les vomissements; tous ces remèdes peuvent être additionnés de glace.

Des abcès aux seins. — Les abcès aux seins surviennent à la suite de la fièvre du lait ou d'une sensation pénible ou désagréable : un froid, une commotion; chez les personnes scrofuleuses, il peut survenir des abcès aux seins même n'étant pas en état de grossesse ; j'ai rencontré plusieurs cas chez des filles pubères.

Traitement des abcès. — Purgatifs, frictions sur la partie atteinte, pommade camphrée à l'iodure de potassium, pommades mercurielles au besoin, camomille camphrée, jusquiame, cataplasmes avec décoction de jusquiame, farine de lin, riz, etc., et les continuer jusqu'à ce que l'abcès soit percé, ensuite on le presse pour en faire sortir les mucosités, on place dans l'ouverture une mèche de charpie, et on l'entretient jusqu'à ce que la suppuration cesse ; on place alors sur la plaie un morceau de sparadra qu'il faut tenir très-propre.

Lorsqu'il n'y a sur le sein qu'une congestion sanguine, on le friotionne avec de l'huile camphrée bien chaude et on fait des cataplasmes avec du pain et du lait ; après quelques applications, la couleur rouge violacée tend à disparaître et la femme continue à nourrir comme précédemment.

S'il arrivait qu'une plaie persiste sans se cicatriser, on devrait employer les compresses d'extrait de saturne et le syphilofuge Cénac qui aboutissent à la cicatrisation complète.

Des fièvres survenant à la suite de couches. — Ces fièvres se déclarent avant ou pendant la fièvre du lait, elles comprennent : la fièvre miliaire, la petite vérole, la rougeole, la scarlatine, la cholérine, la dyssenterie, le choléra, fièvres cérébrales, typhoïdes, muqueuses, fluxions de poitrine, etc. Ces sortes de maladies sont graves avant et après l'accouchement ; on les combat par l'excitation de la peau et chaque maladie a son traitement différent.

J'ai observé un cas de choléra huit jours après l'accouchement, survenu après une indigestion de melon et de lait.

Un frisson très-fort se déclara : crampes, torsion des membres, les dents serrées, etc..

Traitement. — Lavements alcalins pour obtenir les selles, rhum, laudanum, éther, jus de citron, poivre, le tout mélangé et donné par cuillerées obtint l'évacuation ; les frictions amenèrent la réaction. Dans les vingt-quatre heures, résultat complet, guérison.

Maladie des nouveaux-nés. — La principale est le tétanos ; il se manifeste du premier au neuvième jour, jusqu'à ce que l'anneau ombilical soit fermé ; il y a des exceptions ; une sensation de la mère peut amener, au moment où l'enfant tête, le tétanos. J'ai vu plusieurs cas de ce genre et il reste cinq enfants vivants.

Symptômes — Les symptômes se manifestent par des cris perçants et plaintifs, des coliques, des torsions des membres en sens inverse, des contractions musculaires, des durcissements des tissus, des plaques noires violacées, paralysie des mâchoires et de leurs annexes, l'enfant ne peut pas têter, au lieu d'ouvrir la bouche, il la resserre, ne peut pas opérer la déglutition.

Traitement — Frictions avec de l'huile de camomille camphrée et laudanisée, musc ; agiter le tout ; en prendre ensuite dans le creux de la main et en frictionner l'enfant, principalement à la moelle épinière, au cou, au-dessous des oreilles, aux apophyses, recouvrir ces parties avec du coton en rame ou de la flanelle, en envelopper l'enfant en entier ; quand il est frictionné complétement, on le tient bien chaud pour exciter le ramollissement des tissus ; on renouvelle les frictions jusqu'à ce que le tout ait complétement disparu.

Potion. — Décoction d'anis, eau de fleur d'oranger, sirop d'éther, musc, 2 gouttes ; une cuillerée à café toutes les fois qu'on peut la lui faire avaler.

Observation. — G..., à G... — L'enfant avait deux mois : une contrariété de la mère occasionna le tétanos.

Le traitement ci-dessus fut prescrit. Dans vingt-quatre heures l'enfant reprit le sein, a survécu et est aujourd'hui très-bien portant.

C'était la première fois que cette potion était employée par moi, mais depuis je l'ai prescrite chaque fois que le tétanos s'est présenté et j'ai toujours réussi.

(V..., à G...; — R..., à M...; — A..., à A... et à M...; — B..., à M.)—La plupart de tous ces enfants ont été guéris de la même manière, sauf un chez lequel il y eut une déviation des os jusqu'à l'âge de cinq ans ; après des fortifiants et des bains de mer, il guérit complétement.

Cholérine des nouveaux-nés jusqu'au sevrage. — Cette maladie est plus commune en été qu'en hiver ; elle se déclare par des vomissements et des diarrhées, les enfants ne digérant pas, les matières contenues dans l'estomac et dans les intestins n'y séjournent pas ; elles en sont expulsées aussitôt après leur absorption.

Il s'ensuit des crampes, des coliques, des cris perçants, des faiblesses, qu'il faut combattre par des astringents et des fortifiants, si l'enfant est jeune, il lui faut un lait étranger si celui de la mère de lui suffit pas ; si l'enfant est sevré, il faut lui admnistrer des fortifiants et arriver ainsi au rétablissement complet.

Des œdèmes. — Il y a plusieurs sortes d'œdèmes : les généraux et les partiels ; les généraux sont l'anasarque primitive qui commence à un point et qui va en augmentant ; elle se déclare surtout pendant la grossesse ; il faut la combattre sans cela elle deviendrait aiguë et compromettrait l'existence du sujet ; il se manifeste aussi chez les enfants n'importe à quelle époque de la vie.

Traitement. — Tisane de sureau, de cannes, de cerfeuil, de persil, en infusions séparées, sirop de digitale, rhum, quinquina, ferrugineux, afin d'alimenter et d'entretenir l'existence du sujet, des bains sulfureux, bains de jusquiame mélangée à de la pariétaire, de la mauve, du son : quelques bains suffisent pour amener une détente et faire disparaître l'œdème, même pendant la grossesse. — Bon résultat obtenu chez plusieurs personnes.

Du vaccin. — Les enfants et les grandes personnes doivent être vaccinées, surtout lorsqu'il y a des épidémies ; la vaccination devrait se répéter tous les cinq à six ans : car il est arrivé que des personnes ayant été vaccinées dans leur jeune âge étaient atteintes de petite vérole.

L'époque la plus propre pour la vaccination est de un à six mois, parce que les enfants ne sont pas tracassés par la dentition et ont moins de sensibilité. La fièvre passe presque inaperçue ; cette opération est indispensable pour préserver des épidémies varioliques, éar les enfants comme les grandes personnes en sont atteints.

Manière d'employer le vaccin. — On prend le vaccin de pustules qui naissent au pis des vaches et qu'on appelle *cowpox*. L'on introduit la pointe de la lancette dans la globule pour la charger du virus et le transmettre au sujet. On fait en même temps une piqûre au-dessous de la peau, afin que le sang ressorte à l'extérieur en petite quantité. La vaccine prise de bras à bras est préférable aux autres manières. Pour que le vaccin soit bon à communiquer aux autres sujets, il faut que la personne soit saine, qu'elle ne soit atteinte d'aucune maladie, sans cela le vaccin communiquerait les vices du sang ou les maladies à celle qui le recevrait.

Il est apparent vers le quatrième jour et est bon à communiquer du huitième au neuvième jour, époque à laquelle le virus se charge de pus. Il faut qu'il soit en liquide gluant, gommeux. La fièvre n'a lieu que du neuvième au dixième jour, ensuite il se forme une croûte noire au milieu et se dessèche.

Des péritonites. — Observation. — J'ai rencontré chez une personne (M... B..., à G...), des symptômes d'une maladie contagieuse pendant le travail, étourdissements; l'accouchement fut des plus favorables; trois heures après, frissons, balonnement du ventre, suspension des lochies, convulsions, délire.

Traitement. — Compresses d'eau vinaigrée, serviette bien serrée autour du ventre, laxatif au calomel, lavements alcalins, selles, distensions de l'abdomen, l'enfant maintenu au sein, bouillons, tisane glacée, persistance du traitement pendant quinze jours, vomissements des matières stercorales, bains froids durant un quart-d'heure, à la sortie envelopper d'une couverture de laine; persistance du traitement jusqu'à la fin du mois; retour des lochies, enfant retiré du sein, décédé.

Même traitement pendant cinquante jours, époque à laquelle la malade commença à reprendre sa raison et sa nourriture elle-même ; elle se dépouilla de sa peau, les ongles et les cheveux lui tombèrent ; il ne restait d'elle que le squelette et le souffle.

Au bout de trois mois elle commença à marcher avec des béquilles, se remit, reprit de l'embonpoint et se porte très-bien aujourd'hui.

Cinq à six cas pareils se sont présentés et toutes les fois que le traitement décrit plus haut a été observé, la maladie a été enrayée et les sujets se sont rétablis. Si, au contraire, le traitement se composait de boissons chaudes et de cataplasmes, l'inflammation avait lieu et la mort s'ensuivait.

La chlorose. — La chlorose se manifeste habituellement chez les jeunes filles à l'époque de la puberté ; le sang étant pauvre leur occasionne des défaillances d'estomac, des crampes dans les membres, le dégoût de certains aliments, elles demandent quelquefois des choses qui leur sont nuisibles et refusent celles qui pourraient leur faire du bien.

Ces sujets finissent par arriver à la période chloro-anémique, qui amène le plus souvent la mort, tandis que celles qui prennent les aliments prescrits se maintiennent et finissent par recouvrer la santé et devenir adultes, mais en conservant toujours une tendance à la faiblesse. On emploie tous les moyens pour enrichir le sang. Au bout de quelques temps de mariage, elles deviennent grosses et se guérissent complétement.

Il arrive quelquefois que, malgré toutes les prescriptions suivies, la malade tombe dans l'anémie.

Il en est de même pour les deux sexes. L'anémie peut se déclarer à l'âge de la puberté. La chlorose peut survenir par un accident, une frayeur, une peine, un coup, une chute, une sensation, une transpiration arrêtée, un froid faisant immédiatement cesser la sueur, l'humidité résultant d'un orage, en un mot une infinité de cas qui peuvent glacer le sang et le faire refluer au cœur ; tous autant de cas qu'il faut traiter avec ménagement.

Une fois le sang déplacé, il faut qu'il reprenne son cours par des purgatifs, des laxatifs, des vésicatoires, des cautères, etc.

Une fois toutes ces précautions observées, il arrive souvent que le sujet se rétablit et que les menstrues paraissent régulièrement. Lorsqu'on est arrivé à ce résultat, on laisse cicatriser la plaie après avoir cependant suivi un traitement tel que : des purgatifs, des bains généraux, bains de mer, bonne nourriture, etc.

L'épilepsie. — L'épilepsie n'est pas un empêchement à la grossesse, mais les personnes qui nourrissent et qui en sont atteintes sont très-dangereuses pour leur enfant et pour les personnes qui les entourent. L'épilepsie est incompatible avec le mariage, car pendant l'allaitement, si l'attaque survenait, l'enfant pourrait être étouffé, tomber, enfin être enclin à une infinité d'accidents. Cependant, l'épilepsie est une maladie personnelle, elle ne se communique pas. On a vu certaines familles où le père ou la mère en étaient atteints, et, malgré cela, les enfants ne présenter aucun symptôme.

J'ai constaté et soigné un enfant de cinq ans, atteint d'épilepsie ; cette maladie lui était survenue à la suite de mauvais traitements exercés sur lui pendant son sommeil par un étranger. Cet enfant tomba dans des attaques ; une crise se déclara, les pleurs s'ensuivirent sans pouvoir se rendre compte de ce qu'il avait ; puis les crises nerveuses, les colères et enfin des attaques compliquées de stertore, raideurs des muscles et des membres. Après ces attaques, la malade devint idiote, brisée, inquiète. Le traitement ordonné par M. Malaviale, docteur à Coupiac (Aveyron), fut le :

Sulfate de cuivre ammoniacal,	2	grammes.
Castoréum,	10	—
Extrait de belladone,	10	—
Teinture de valeriane,	10	—
Ipecacuahna,	2	—
Laudanum,	20	gouttes.
Eau de laitue,	50	grammes.

Mêler le tout et agiter.

La convalescence fut très-longue, elle dura un an et demi après lesquels la malade n'était pas encore complétement guérie. Le traitement continuait toujours et était appliqué au moment où la crise allait se déclarer. Après la guérison, il resta à la malade : faiblesse de mémoire, raideur des articulations, des phalanges, des doigts, des pieds, etc. Son caractère devint très-susceptible, goûts difficiles, ronflements sonores pendant le sommeil. Elle a aujourd'hui 22 ans et aucune attaque n'a reparu.

Autre cas. — (M.... S.... à M.....) — Même accident, même traitement. Cette personne était âgée de 18 ans lorsque l'épilepsie se déclara à la suite d'une contrariété. Elle fut traitée de différentes manières, mais aucune ne réussit. Je fus alors appelée et je lui prescrivis le même traitement que ci-dessus. Au bout de cinq mois, un mieux sensible se déclara, mais les attaques avaient cependant lieu, tout en étant moins fortes ; la tête était libre, les frissons commençaient aux fesses ou aux organes abdominaux ; les crispations étaient aussi moins fortes ; lorsqu'elles avaient lieu aux mains, c'était le signe de l'attaque ; il arrivait quelquefois que la syncope seule avait lieu, principalement à l'époque des règles. Elle conservait de l'idiotisme ; cela dura encore quelque temps au bout desquels les attaques devinrent plus rares. Elle put reprendre ses travaux journaliers. Si par hasard les attaques survenaient, c'était pendant le sommeil et sans en ressentir aucun symptôme, seulement la vue est faible et tremblottante, une des bosses frontales semble se détacher de la tête qui est toujours pesante et des envies de vomir se manifestent. Le traitement persiste et obtient de très-bons résultats.

CONCLUSIONS

Je termine ici mon travail en priant mes lecteurs et lectrices de me pardonner les fautes de style et de coordination qui peuvent s'y être glissées, mon éducation première ayant été très-négligée; mes études scolaires n'ayant eu lieu que pendant quatre mois à l'âge de six ans; trois mois à dix ans et cinq mois à quatorze ans. J'étais cependant admise à vingt-huit ans comme élève externe et interne à la Maternité de Montpellier.

Grâce aux soins de M. le professeur D.... et de Mlle B...., maîtresse en chef de cette Ecole, je suis parvenue à passer mes examens de sage-femme de 1re classe. Je dois aussi des remerciements à MM. les professeurs et docteurs qui ont bien voulu m'aider dans ma pratique. Mon seul but, en faisant cet ouvrage, a été d'être utile à mes semblables, en leur faisant part de mes impressions et en leur racontant les faits qu'il m'a été donné d'observer, trop heureuse si cet exemple est suivi par mes collègues. Je serais alors largement récompensée de mes efforts et si jamais une seconde édition de mon livre devenait néces-saire, elle serait alors revue, corrigée et considérablement augmentée.

Marie-Rose Coutal, veuve Sol,

Sage-femme de première classe, reçue le 11 août 1863.

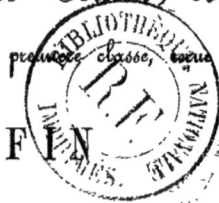

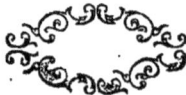

FIN

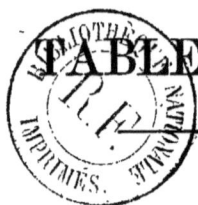

TABLE DES MATIÈRES

PREMIÈRE PARTIE

DEUXIÈME PARTIE

TROISIÈME PARTIE

FIN DE LA TABLE DES MATIÈRES

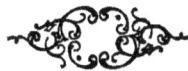

www.ingramcontent.com/pod-product-compliance
Lightning Source LLC
Chambersburg PA
CBHW071852200326
41519CB00016B/4343